암이 주는 행복

암과
싸워 이기는
지혜

이승환·박치완 지음

도서
출판 청 연

목 차

암이 주는 행복

[들어가며]

현대는 스트레스의 시대이며, 물질만능의 시대이다.

현대인들은 시간에 쫓기면서 돈과 명예만을 바라보고 살고 있다고 해도 과언이 아니다.

대부분의 사람들은 쉴 틈이 없이 살고 있는 것이 현실이며, 끝없는 경쟁의 시대에 살고 있다.

이러한 무한 경쟁의 시대에서 살고 있는 지금 우리는 정작 몸을 보살피지 않고 있다.

사람들은 이 세상에서 무엇보다 중요한 것이 건강이라고 말한다. 하지만 실상 우리들은 그렇게 생활하지 못한다. 우리의 삶은 물질적 풍요와 사회적 지위가 우선이지 건강은 우선순위에서 한참 뒤에 있다.

다만 건강을 잃고 죽음의 문 앞에 이르러서야 건강의 중요성을 알게 되지만, 그 때는 이미 늦은 경우가 많다.

현재 대한민국 사망률 1위의 질환은 암이다. 우리나라 보다 선진국에 속하는 미국이나 유럽의 경우는 암 발생률이 점점 낮아지고 있지만, 우리나라의 경우 암 발생률이 줄지 않고 계속 늘어나는 추세이다.

　이렇게 계속적으로 증가하는 이유는 여러 가지가 있다. 대표적으로는 식생활의 문제, 정신적 스트레스, 운동부족, 생활환경의 악화 등의 문제들이 있을 것이다. 그중에서 제일 큰 원인은 심리독인 마음의 응어리와 스트레스라고 하겠다.

　필자가 책 제목을 "암이 주는 행복"이라는 다소 의외의 제목을 지은 이유가 있다.

　만일 우리들이 문제가 있는 식생활과 주변 환경에 대하여 변화를 주지 않고, 마음의 응어리가 쌓이는 것을 해결해주지 않으며, 또한 행복의 기준 잣대를 돈이나 명예가 아니라는 것으로 바꾸지 않는다면, 우리는 결코 암이라는 존재에서 벗어나지 못할 것이고 점점 더 암 발병률이 높아질 것이라는 건 불을 보듯 뻔하다.

그런 의미에서 암은 우리와 전 인류에게 각성할 수 있는 계기를 준 것이라고 생각해야 하며, 다시 새롭게 몸을 만들면서 살 수 있는 기회를 준 것이라고 생각해야 한다. 그러니 어찌 행복하지 않을 수 있겠는가?

만일 암이라는 질병이 있지 않았다면 인류는 우리 자신의 신체를 돌봐야하는 필연적 사고가 생기지 않았을 것이다.

그러므로 결국 암은 어찌 보면 인류를 구원하기 위한 메시아적 존재라고 할 수 있는 것이다.

이 책의 내용들을 보면 기존에 다른 서적에서 많이 다루어 졌던 내용들도 있고, 한편으로는 어디에도 없는 전혀 새로운 시각으로 본 내용들도 있다. 또한 다소 이해가 쉽게 되지 못하는 내용들도 있겠지만 그래도 최대한 풀어서 쓰려고 노력하였다.

더불어 이 책을 쓴 가장 중요한 점은 기존의 항암제가 아닌 천연항암제(진양을 올리는 한약재들)를 통해서 암의 정복이 가능하다는 것을 알려주고 싶어서 썼다는 것이다.

　천연항암제라는 말 자체가 독자들이 쉽게 이해되지 않겠지만, 한의학은 이미 5천년의 역사를 통해서 수많은 임상경험이 쌓였으며, 약에 대한 이해가 뛰어나다. 그렇기 때문에 이미 다 밝혀진 부분이었으나, 널리 알려지지 않은, 진양을 올리는 약재들이 천연항암제 역할을 하는 약재라는 것을 알았다.

　그렇기에 이러한 내용들이 암 환자와 그 가족들에게 조금이나마 희망을 안겨주고 더 나아가서 암을 이겨내는데 보탬이 된다면 그보다 더한 기쁨은 없을 것이다.

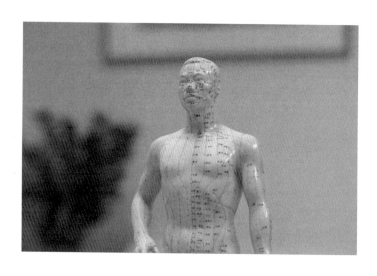

1. 만남

원일 : 안녕하십니까? 국통선생님, 저는 선생님이 암뿐 아니라 여러 난치병 치료에 뛰어난 학식을 지니고 계시다는 소문을 듣고 왔습니다.
또한 정신세계에 대해서도 높은 지식을 갖고 계시다는 말씀을 주위에서 많이 들었습니다.
선생님 제자로 들어가서 큰 가르침을 받고자 합니다.
허락해 주십시오.

국통 : 뭔가 잘못알고 오신 것 같습니다. 저는 그저 초야(草野)에 묻혀 지내는 필부(匹夫)에 지나지 않습니다.

원일 : 아닙니다. 선생님.
제가 들은 바로는, 선생님은 한방(韓方)과 양방(洋方)뿐 아니라 약학(藥學)을 망라(網羅)한 뛰어난 혜안(慧眼)으로 환자를 질병으로부터 해방해 주신다고 들었습니다.

국통 : 그렇지 않습니다. 질병이란 환자 스스로 고치는 것이지요. 저는 그저 병을 이기는 길을 알려주는 것 뿐 병은 환자가 고치는 것입니다.
그러니 제가 알려줄 지식이라고 불릴 정도가 없습니다.

원일 : 저는 선대로 부터 한의학을 공부해 왔고 수많은 임상 경험을 통해서 질병(疾病)에 대해서 알아가고 있지

만, 암에 대해서는 늘 큰 벽에 부딪혀 왔었습니다.
그러던 중 선생님 이야기를 접하게 되어 가르침을 받고자 먼 길을 마다 않고 왔습니다.

현재 우리나라에서 사망률 1위에 속하는 것이 암입니다. 그 만큼 고통과 공포에 시달리는 사람이 너무나 많습니다.

또 나이가 젊은 사람들도 많이 생기는 병이 암입니다. 그런 사람들은 삶의 날개를 다 펴보지도 못하고 접어야하는 경우도 많이 봤습니다.

제가 의학적 능력이 부족하지만 조금이나마 암으로 고통 받는 사람들에게 힘이 되어 주고자 합니다.

부디 제가 스승님으로 모실 수 있게 해주십시오.

국통 : 환자에 대한 마음이 갸륵하군요. 하지만 암은 쉽게 접근할 수 없는 질환입니다.

일반적인 난치병도 크게 다르지 않지만, 특히 우리가 보는 암 환우들의 경우에는 더욱 그렇습니다.

왜냐하면 암 환우들 대부분은 병 초기에 우리들에게 한방치료를 받으러 오지 않고 대부분 3~4기 이상 말기 환자들이 오는 경우가 많기 때문입니다.

이런 경우는 바로 생명과 연관되어지는 경우입니다. 그러므로 함부로 접근해서 치료를 하겠다고 하거나 경솔하게 약을 쓸 수 없습니다.

정확하게 병에 대한 지식이 있어야 하고, 치료 방법도

한 치의 흐트러짐이 있어서는 안 됩니다. 특히 그 환자의 마음까지 살펴하는 심안(心眼)을 가져야 치료가 가능합니다.

그렇기 때문에 단순히 지식만으로 환자를 치료할 수는 없습니다.

원일 : 선생님 말씀은 잘 이해합니다. 그렇지만 아무리 좋은 지식이라고 하더라도 널리 많은 사람들에게 알려지지 않는다면 그것은 의미가 없다고 생각합니다.

현재 우리나라에는 암 때문에 고통을 받고 있는 사람들이 무척 많습니다.

이 뿐만이 아니라 서양의학에서 모든 치료를 끝내고 더 이상 할 치료가 없어서 생명이 끝날 때까지 여기저기 암을 치료하기 위해서 떠돌이 치료를 받아야하는 암 난민(難民)들이 너무나 많습니다.

더 이상 환자들의 이러한 고통을 보고 있을 수 없기에 제가 선생님께 배움을 받아 부족하나마 암 환자들의 고통을 덜어주고자 합니다.

다시 한 번 부탁드리지만 저를 제자로 삼아서 큰 가르침을 주시길 바랍니다.

국통 : 그토록 암 환자를 위한 마음이 간절하다면 제가 가진 미천(微賤)한 지식이나마 알려주도록 하겠으나, 가장 먼저 알아야할 것이 있습니다.

원일 : 선생님, 그것이 무엇입니까?

국통 : 질병 치료에 있어서 가장 중요한 것은 몸을 정화(淨化)하고 새롭게 하여 몸을 고치는 것입니다.
결코 병을 고치는 것이 중요한 것이 아니라는 것입니다.

원일 : 무슨 말씀인지… 정확히 잘 모르겠습니다.

국통 : 점차 이야기를 하면서 알려주겠지만, 병을 치료하는 주안점은 몸에 있는 것이지 병에 있는 것이 아니라는 말입니다.
만일에 병(病)만을 보고 고치려고 한다면 병을 고칠지는 모르지만 몸이 죽는다는 것을 알아야 합니다.
서양의학에서 여러 가지 좋은 치료법을 쓰고 있지만 마지막에 있어서 치료가 힘든 경우들이 이런 경우들입니다.
병만 고치려고 하다 보니 몸이 망가져 다시 제자리로 돌려놓을 수 없게 되는 경우가 많게 되는 것입니다.

원일 : 네, 잘 이해했습니다.

국통 : 이제부터 스승과 제자의 관계로서 질병의 치료와 더 나아가 정신세계에 대해서 이야기를 나눠보도록 하

겠습니다.

잘 따라와서 좋은 결과 얻기를 기대 하겠습니다.

원일 : 감사합니다. 스승님

💬 **정리** : 현재 암은 대한민국 사망률 1위의 질병이다.

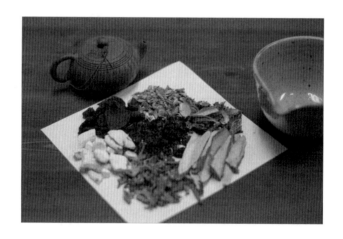

2. 암과 암의 원인

2-1 암이란?

원일 : 스승님, 종양(腫瘍)이라는 것이 어떤 것인가요?

국통 : 종양은 우리 몸에 비정상적인 세포분화로 인해서 자
　　　라나는 일종의 혹을 말하는 것입니다.
　　　양성 종양과 악성 종양으로 나누어지게 됩니다.

원일 : 스승님, 그렇다면 양성 종양과 악성 종양은 무엇이 다
　　　른가요?

국통 : 양성 종양은 그 크기가 악성 종양과 같이 자라기는 하
　　　는데 속도가 빠르지 않고, 주위 조직을 파고들거나 아
　　　니면 다른 곳으로 전이되는 현상이 없는 종양을 말합
　　　니다. 이러한 양성 종양은 수술을 통해 쉽게 제거되는
　　　편이며, 재발 가능성도 거의 없습니다.
　　　이와 반대로 악성 종양은 유전자 변이로 인하여 빠른
　　　성장속도를 보이면서 주위 조직을 침범합니다.
　　　또 양성 종양과 달리 제일 특징적인 현상은 맨 처음

종양이 생긴 부위와 전혀 상관없는 다른 부위로 전이가 된다는 것입니다.

또한 외과적 수술로 제거해도 일반적으로 재발하는 경우가 많다는 것입니다. 그리고 이러한 악성 종양을 흔히 암이라고 총칭합니다.

암은 현재 우리나라 사람들의 사망 원인 중에서 부동의 1위에 속하는 질병입니다.

원일 : 스승님, 암이 사망 원인 1위라면 암을 치료 했을 때 생존율은 어떻게 되나요?

국통 : 대체로 초기 암 환자들은 20%정도의 생존율을 보이고 2~3기 환자들의 경우에는 치료를 잘 받을 경우 생존 가능성이 있습니다.

그러나 말기 암 환자는 서양의학에서 하는 3대 치료법인 수술, 방사선, 항암화학요법 등을 다 해도 거의 100% 사망에 이른다는 것이 일반적인 견해입니다.

원일 : 그렇군요. 스승님, 말기 암의 경우 손을 쓰지 못하고 거의 100% 사망에 이른다니 정말 고치기가 쉽지 않은 병이군요.

그렇다면 스승님, 일반적으로 암의 발생 빈도는 어떻게 되나요?

국통 : 그렇습니다. 암은 정말 어렵고 치료도 쉽게 접근할 수 없는 질환입니다. 이러한 암의 발생 빈도를 보면, 남녀에 따라서 발생되는 암의 빈도가 조금 다릅니다. 남자의 경우 위암의 발생률이 제일 높고 그 다음으로 폐, 간, 대장암의 순으로 가고 있습니다.

요즘 들어서는 서구식 식생활과 스트레스로 인해서 전립선암의 빈도가 높아지는 추세입니다.

여자의 경우는 유방암이 제일 높으며, 그 뒤를 갑상샘, 위, 대장, 폐, 자궁경부암의 순서로 빈도를 나타내고 있습니다.

원일 : 스승님, 사람들이 평생 살아가면서 암에 걸릴 확률은 얼마나 됩니까?

국통 : 생각보다 높은 확률로 암에 걸립니다.

일반적으로 여자와 남자가 조금 차이가 있는데 남자는 약 32%정도며, 여자는 26%정도인 것으로 알려져 있습니다.

이러한 발병빈도는 시간이 지날수록 높아질 것으로 예상되는 것이 현실입니다.

원일 : 스승님, 암의 발생빈도가 높아질 것이라고 예상되는 이유가 무엇입니까?

국통 : 현대는 열(熱)의 시대입니다.
　　　열은 무엇을 말하는 것으로 생각되나요?

원일 : 글쎄요, 스승님. 혹시 스트레스를 말하는 것입니까?

국통 : 맞습니다. 스트레스를 말하기도 하고 또 한 가지가 더
　　　있습니다.
　　　그것은 너무 많은 화식(火食)을 하는 것입니다.
　　　생식(生食)의 분량이 줄어들고 화식의 섭취량이 많아
　　　지는 이 시대에는 미네랄과 효소가 부족해지는 현상
　　　을 일으키게 됩니다.
　　　이렇게 미네랄과 효소의 부족 현상은 면역력과 세포
　　　생명력을 저하시키고 결국 암 발생률을 높일 수밖에
　　　없습니다.
　　　현대사회에 살고 있는 우리들은 스트레스의 속박에서
　　　헤어나지 못하고 있습니다.
　　　해소되지 않는 강한 스트레스는 면역력을 낮게 만들
　　　고 우리 몸의 온기(溫氣)를 떨어트리는 주범이기도
　　　합니다. 그러므로 암 발생률이 더욱 높아질 가능성이
　　　많다고 봐야 합니다.

원일 : 네, 스승님. 잘 알겠습니다.
　　　그렇다면 암의 발생 연령대와 그 부위는 보통 어떻게
　　　됩니까?

국통 : 일반적으로 남자는 40대에 위, 간암의 발병률이 높고, 50대는 위암, 60대가 넘으면 폐암의 발병률이 높은 것으로 알려져 있습니다.

여자의 경우는 30대에 갑상샘암, 40~50대 유방암, 60대 위암의 순서로 조사되었습니다.

결국 어떤 암이냐에 차이는 있지만 30대 이후에는 모든 연령대에서 언제든지 암이 나타날 수 있습니다. 그러므로 항상 몸 관리에 신경을 써서 조심해야 합니다.

원일 : 그렇다면 암은 어떤 병인가요?

국통 : 암은 대부분 한 곳에 국한된 병으로 인식하는 경우가 많은데, 그렇게 생각하면 안 됩니다.

암은 전신의 병으로 봐야합니다.

즉, 위암이 생겼다고 가정할 때 우리는 위에 발생된 하나의 종양으로만 인식하는 경우가 많습니다.

그렇지만 실제 나타난 곳이 위 일 뿐 그 암이 발생되기 위해서는 전신 즉, 오장육부의 불균형과 우리 몸 전체의 면역력 저하가 나타난 전신적 질환으로 생각해야 합니다.

원일 : 무슨 말씀인지… 이해가 잘 안됩니다. 자세히 말씀해 주세요.

국통 : 암은 보통 오랜 기간을 거치면서 병으로 발전하게 됩니다.

즉, 암 세포는 하루에도 수십 개에서 수천 개까지 생깁니다. 이러한 암 세포는 우리 몸이 정상적일 때는 몸에서 발현되는 면역력에 의해서 소멸하게 됩니다. 그렇지만 면역력이 떨어지면 이 암 세포들이 모두 소멸되지 않고 조금씩 살아나서 서로 모이기 시작하는데, 시간이 지날수록 그 수가 많아지고 커져서 병으로 발전하게 되는 것입니다.

그래서 암은 단순히 발생된 곳에 국한된 병이 아닌, 전신적인 면역력과 생명력 등의 문제로 발생된 전신의 병이라는 것입니다.

원일 : 그렇다면 왜 몸 전체가 아닌 특정 장기나 기관에서 암이 발생하게 되나요?

국통 : 그러한 주요 이유는 우리 몸의 면역력이라는 것이 인체 내에서 모두 동등하게 발휘되는 것이 아니기 때문입니다.

우리 몸에는 면역력이 취약한 부분이 생기게 마련인데, 이렇게 취약한 부분에 암 세포가 살기 쉽습니다. 때문에 암 세포는 면역력이 취약한 부분을 찾아 자리를 잡고 성장을 하게 되어 있습니다.

☞ **정리** : 암은 국소질환이 아닌 전신 질환이며, 우리 몸의 면역력이 약한 부분을 찾아서 침투한다.

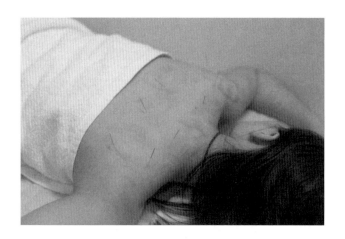

2-2 암의 원인은?

원일 : 암이 발병하는 원인은 면역력과 관련이 있다는 말씀
인거 같습니다. 그렇다면 암의 다른 원인은 없는 것입
니까?

국통 : 암의 원인은 면역력과 분명한 인과관계가 있습니다.
그렇지만 면역력만이 암의 원인에서 주(主)를 차지하
는 것은 아닙니다.
세포생명력도 연관되어 있고, 한의학적으로 양허음실
(陽虛陰實)의 관계도 암의 원인이 됩니다.
또한 심리독 즉, 스트레스도 원인이 되며, 각종 화학
물질인 발암물질도 원인이 됩니다.
사실 암의 원인이 되는 것은 무척 많으므로 차차 알
아보도록 하고, 이번에는 일반적으로 알려진 암의 원
인에 대해서 말해보도록 하겠습니다.
서양의학에서 암의 실제 원인에 대해 과학적으로 명
확하게 밝혀진 것은 없습니다.
수많은 원인에 대한 말들이 있지만, 가능성만을 이야
기할 뿐 실체는 없습니다. 그래서 그 중에서 좀 더 설

득력 있는 것에 대해서 말해보기로 하겠습니다.

암의 원인을 몇 가지로 나누어 보면, 유전적 원인, 외부적 요인, 심리적 요인으로 크게 볼 수 있습니다.

첫 번째, 유전적 원인을 보면 암을 발생하는 유전자가 있어서 그것으로 인해서 암이 발생된다고 보고 있습니다.

실제로 암 환자들을 상대로 추적 조사하면 명확한 인과 관계가 성립하는 것은 아닌 걸로 생각됩니다.

만일 부모가 암에 걸렸다고 하더라도 그 자식이 걸리는 경우는 그리 많지 않습니다.

가능성의 측면에서 보자면 그 가능성이 어느 정도 높다고는 볼 수도 있습니다. 하지만 앞에서 말한바와 같이 연계가 있다는 견해이지 절대적이라고 보기는 힘듭니다.

두 번째, 외부적 요인으로는 환경적인 요인과 음식물에 의한 요인으로 볼 수 있습니다.

환경적인 측면에서는 암을 유발하는 유해한 환경을 말합니다.

암에 관련되어 있다고 보는 유독성 물질은 너무 많기 때문에 일일이 다 밝히진 않겠지만, 알려진 유독물질들은 암을 유발할 가능성이 충분히 있다고 생각되어 집니다.

왜냐하면 유독물질은 세포변이를 일으키는 하나의 원인이 되기 때문입니다.

그렇지만 이 유독성 물질만으로 근본적 원인을 이야기하기에는 무리가 있습니다.

하지만 음식과의 관련성은 매우 밀접한 것으로 판단됩니다. 그러한 이유는 결국 사람의 면역력이나 세포 생명력을 유지하게 하는 것은 결국 사람이 먹는 음식물과의 관계를 생각하지 않을 수 없습니다.

사람은 음식을 먹고 살기에 음식에 따라 혹은 먹는 방법에 따라 암을 유발하거나 암을 더욱더 발전시키는 것은 분명 밀접한 상관성이 있기 때문입니다.

세 번째, 심리적 요인은 음식과 함께 암의 원인에 가장 밀접한 관계가 있다고 보고 있습니다.

그동안 많은 암 환자들을 추적 조사한 결과 거의 대부분의 암 환자들에게서 암 발병 최소 3개월 전, 최대 1년 사이에 큰 심리적 충격이 있었던 것으로 조사되었습니다.

그리고 실제 심리적 스트레스는 면역력 저하를 나타내고, 오장육부(五臟六腑)의 기운(氣運)을 교란시키는 역할을 합니다.

또 요즘 사회는 스트레스의 사회라고 할 만큼 현대인들은 스트레스에 싸여 살고 있는데, 과거보다 현재에 암 환자들이 속출하는 것도 이와 연계되어서 나타나는 것이라고 판단되어집니다.

이러한 심리적 스트레스를 우리는 일종의 心理毒(심리독)이라고 표현하기도 합니다.

이 외에 요즘에 새로운 암의 원인으로 부각되는 것이 있는데 그것은 바이러스 설(說)입니다.

최근 연구에 의하면 암을 일으키는 특정 바이러스가 존재하고 있다고 알려져 있습니다.

하지만 얼마전까지만 해도 실체하는 바이러스를 찾기는 힘들었습니다.

왜냐하면 이 바이러스 자체가 암을 유발시키고는 바로 소멸되거나 찾기 힘든 곳으로 위치를 변경하여, 실체를 찾기가 힘들었습니다.

그러나 연구에 의해서 그 바이러스를 찾았으며, 백신 또한 만들어서 백신을 주사하여 예방하는 암도 현재는 있습니다.

물론 시간이 지나고 좀 더 연구하게 된다면 많은 종류의 암에 대한 바이러스를 발견하고 그에 따른 백신도 만들어질 것으로 예상됩니다.

그렇지만 그렇다 하더라도 모든 암에서 바이러스를 발견하거나 백신을 만드는 것은 현실적으로는 힘들 것으로 판단됩니다.

그렇기에 결국 건강한 몸을 만들어서 암에 걸리지 않게 하는 작업을 결코 게을리 할 수 없는 것입니다.

앞에서 말한 바와 같이 이러한 유전적, 외부적, 심리적 원인, 바이러스 원인으로 판단되는 것들도 결론적으로 면역력과의 관련성이 있다고 볼 수 있습니다.

왜냐하면 우리 몸을 지탱하는 면역력만 충분하다면

유전적이든 혹은 바이러스에 의한 것이든 얼마든지 이겨낼 수 있는 상태이기 때문입니다.

그리고 면역력이 충분하지 못하다면 앞에서 열거한 이유 말고라도 얼마든지 생성된 암 세포를 이기지 못하고 악성 종양화(化)될 것이기 때문입니다.

그렇기 때문에 결론적으로 암은 인체 면역력과 따로 구분하여 볼 수 없는 질환입니다.

원일 : 그렇다면 면역력을 올리는 것이 결국 암을 예방하는 것이라고 할 수 있나요?

국통 : 암 예방에서 면역력은 매우 중요한 것입니다.
면역력이 없이는 암을 고칠 수 없는 것은 사실이지만 면역력만으로 암을 예방할 수 있는 것은 아닙니다.

원일 : 그렇다면 면역력 이외의 것이 또 있습니까?

국통 : 그렇습니다. 면역력 이외에 또 우리가 알아야 할 것이 있습니다. 그중에 하나는 세포 생명력입니다.

원일 : 세포 생명력이라는 것이 무엇을 말하는 것인가요?

국통 : 세포 생명력이라는 것은 면역력이라는 개념에서 좀 더 나아간 개념입니다.

우리 몸은 약 60조 개의 세포들로 이루어져 있으며, 이러한 세포들은 몇몇 신경세포 등을 제외하고는 계속적인 분화와 성장을 통해서 3~6개월 사이에 새롭게 태어나게 됩니다.

그런데 세포 생명력에 문제가 생긴다면 정상적인 세포의 분화와 성장에 문제가 된 암 세포들이 생겨나기 시작합니다.

그뿐만이 아니라 결국 면역력의 문제로까지 발전하게 되어 암 세포가 성장하는 계기가 됩니다.

앞으로 이야기하는 많은 부분이 결국에는 세포 생명력과 면역력, 그리고 진양(眞陽)에 대한 이야기들일 것입니다.

원일 : 네, 알겠습니다. 그렇다면 암 예방의 또 다른 것이 있습니까?

국통 : 그렇습니다. 제일 중요한 부분이 남아 있는데, 그것이 바로 진양(眞陽)을 올리는 것입니다.

원일 : 스승님. 진양을 올린다는 말에 대해서 좀 더 설명해주십시오.

국통 : 그렇다면 좀 더 자세히 설명해 주겠습니다. 우선 진양(眞陽)이란 쉽게 표현하자면 음양(陰陽)의 기운 중에

서 양(陽)의 집합체라고 이해하면 됩니다.

이 진양은 엄연한 물리적 실체로 육체(인체를 이루고 있는 물리적 실체), 생기체(인체를 움직이게 하는 인체 에너지), 정신체(정신을 이루고 있는 정신적 실체)의 하모니입니다.

이러한 진양이 실(實)하게 되면 전신의 에너지가 충만하고 면역력도 충분하기 때문에 질병에 걸리지 않으며, 질병에 걸려도 스스로 해결할 수 있는 능력이 됩니다.

우리 한의학에서 사용하는 약과 처방들 중에서는 진양을 키우는 특수하고 신비한 약재들이 많이 있습니다. 그렇지만 아직까지 이 약재들을 다 밝혀서 알려주기에는 무리가 있습니다.

왜냐하면 이러한 약재들의 운영하는 것은 결코 쉽지 않기 때문입니다. 그렇다고 실망하지 않아도 됩니다. 만일 나와 함께 해서 충분한 실력을 갖추게 된다면 얼마든지 운용을 할 수 있기 때문에 그 시기가 온다면 기꺼이 알려줄 것입니다.

원일 : 네, 알겠습니다. 스승님, 그러한 실력이 되도록 노력하겠습니다.

국통 : 다시 아까 질문의 답으로 돌아가서 진양을 올린다는 것을 알려주겠습니다.

암의 원인을 한의학적으로 간략하게 말하자면 양허 음실(陽虛陰實)입니다. 즉, 양(陽)의 기운이 부족해져서 몸이 냉(冷)해졌기 때문에 오는 것입니다.

그러므로 양을 올리되 순간적으로 잠깐잠깐 올리는 양의 기운이 아닌, 지속적이며 꾸준한 진짜 양을 올려서 몸의 기운을 활력(活力)있게 만들고, 심부열(深部熱)이 항상 정상적으로 올라가 있어야 암 세포가 활개를 치지 못하여 암을 예방할 수 있습니다.

원일 : 스승님, 약 이외에 일상생활에서 진양을 올리는 방법을 알고 싶습니다.

국통 : 그렇다면 우선 진양이 손상되는 원인에 대해서 알려주겠습니다. 이것만 잘 알아 이와 반대로만 몸을 살핀다면 진양을 올리는 방법이 될 수 있기 때문입니다.

원일 : 네, 스승님. 잘 알겠습니다.

국통 : 우선 진양을 가장 많이 없애는 행동은 바로 성 관계입니다. 여성들에 비해서 남성들은 성 관계시 진양의 손상을 더 많이 겪게 됩니다.

서양의학적 관점에서 성관계와 사정은 100m를 전력질주하는 정도의 에너지를 쓴다고 합니다.

그렇지만 한의학적 관점에서 보자면 이것은 잘못된

것입니다. 성관계와 射精(사정)은 단순한 칼로리만의 손상을 의미하는 것이 아닙니다.

精(정) 즉, 한의학적 정의에서 에너지의 결정체가 빠져나가는 것입니다.

그렇기 때문에 문란한 성관계와 사정은 극심한 진양의 손상을 나타낼 수 있습니다.

여성의 경우에도 정도의 차이는 있지만(남성에 비해 약 1/2정도) 남성과 같이 진양의 손상을 야기합니다.

그래서 암의 치료시 성관계는 절대로 해서는 안되는 금기 중에 하나입니다.

원일 : 네, 잘 알겠습니다. 이외에 또 진양을 손상시키는 것이 있습니까?

국통 : 몸을 차게 하는 거의 모든 행동들이 진양의 손상을 야기 시킨다고 보면 됩니다.

즉, 차가운 음료수의 과용, 따뜻하지 않게 입는 의복, 차가운 성질의 음식들의 과용(돼지고기, 밀가루 등), 특히 아침에 샤워를 하는 것은 양의 기운이 상승하려고하는 시기에 그 불씨를 꺼버리는 것입니다.

아무리 물을 따뜻하게 해서 한다고 하더라도 물의 기본 속성인 冷(냉)이 사라지는 것은 아닙니다.

그리고 심리적으로는 극심한 스트레스가 진양을 손상시킵니다.

또한 정도의 차이는 있지만 생활을 편리하게 하는 것
들이 진양을 손상시키는 것이 많습니다.
예를 들어 자동차생활로 걷지 않는 것, 냉장고와 에어
컨으로 속과 겉을 냉하게 하는 것, 여러 전자기기를
통해서 받는 적지 않은 전자파 등이 진양의 손상을
가져 옵니다.

원일 : 생각보다 진양을 손상시키는 것이 광범위하게 많은
것 같습니다.

국통 : 그렇습니다. 진양을 손상시키는 것은 적지 않습니다.
그렇기 때문에 진양의 보존이 암 치료와 예방에 무척
중요한 역할을 합니다.
참고로 음식물을 통한 진양의 상승도 가능합니다.
대표적으로 생강, 마늘, 계피, 부추 등이 진양을 올리
는 음식입니다.
이러한 것들도 큰 범위 내에서는 한약에 속하지만, 일
반적으로 천연 항암제인 약성이 강한 眞陽製(진양제)
들보다는 부담되지 않게 쓸 수 있습니다.
그리고 앞서 열거한 원인 이외에 중요한 암의 원인이
있습니다.

원일 : 스승님, 그것이 무엇입니까?

국통 : 그것은 우리 모두 잘 알고 있는 心理毒(심리독) 즉, 스
　　　트레스와 욕심입니다.

　　　일반적으로 우리는 심리적 스트레스와 욕심이 질병,
　　　특히 암의 발생에서 중요한 역할을 할 것이라고 생각
　　　하고 있습니다. 그렇지만 그것은 머리로만 생각한 단
　　　편적 원인에 불과합니다.

　　　정말 암 환자들의 경우 이것이 중요한 원인이라고 생
　　　각하질 않습니다.

　　　그렇지만 제가 여기에서 단언하기에 암의 원인 중 가
　　　장 중요하고 가장 많은 원인은 심리독입니다.

　　　이것을 절대로 잊어서는 안 됩니다.

　　　암 환자들은 그들의 모든 욕심(금전, 명예, 인간관계
　　　등)과 아집, 거기에 더불어 스트레스로 인해서 발생
　　　된 것이라는 것을 잊어서는 안 됩니다.

　　　결국 암 치료의 방법에서도 이러한 심리독을 해결하
　　　지 못하면 운 좋게 고쳤다고 하더라도 재발의 가능성
　　　은 언제나 있다는 것을 알아야합니다.

　　　이러한 심리독은 진양의 손상을 가장 크게 일으키는
　　　원인이 됩니다.

　　　앞서 밝히는 바와 같이 진양이란 것은 면역력이라고
　　　말할 수 있으며, 더 깊이는 세포 생명력이라고 말할
　　　수 있습니다.

　　　그렇기 때문에 심리독이 몸에 많이 쌓이게 되면 진양
　　　이 발휘되지 못하여, 면역력과 세포 생명력이 떨어지

게 됩니다.

그래서 여러 치료방법 중에서 제일 먼저 해야 하고 또 가장 중요한 것이 심리독의 해결입니다.

실제로 심리독에 대해서 여러 사람들이 어렴풋이 이해는 하고 있으나 어떻게 적용하고 어떻게 해야하는지 마음을 풀어서 진양을 올리는지를 잘 모르고 있습니다.

이러한 방법들에 대해서는 차차 밝혀나가기로 하겠습니다.

원일 : 심리독이라는 것이 정말 무서운 것이군요. 스승님, 잘 알았습니다.

☞ **정리** : 암은 몸의 냉기(冷氣)가 주범이며, 생명력과 면역력의 부족이다. 치료의 가장 중요한 점은 진양(眞陽)을 어떻게 올리고 어떻게 활용하느냐. 또한 가장 중요한 심리독의 해결이 암 치료의 중요 요소이다.

3. 암의 진단

3-1 서양의학적 암의 진단

원일 : 스승님, 이제 어느 정도 암의 원인에 대해서 이해를
했습니다. 그렇다면 암이란 병을 알게 되는 진단방법
은 어떤 것이 있습니까?

국통 : 우선 암의 치료에 있어서 진단은 매우 중요한 요소입
니다.
왜냐하면 암의 정확한 위치와 다른 부위로 전이, 암의
진행 상태를 파악하는 것이 치료의 방향을 잡고 원칙
을 잡는데 매우 중요하기 때문입니다.
만일 잘못된 진단을 했을 시에는 그에 따른 치료 방향
과 치료약이 달라지기 때문에 중요하지 않을 수 없습
니다.

원일 : 네, 잘 알겠습니다. 서양의학에서 진단법은 어떤 것이
있습니까?

국통 : 서양의학에서 암을 진단하는 방법은 무척 많이 있습
니다.

일반적으로 내시경 검사가 있습니다.

내시경 검사에는 위, 대장 내시경, 방광경, 복강경 등이 있습니다.

이 내시경 검사로는 앞서 말한바와 같이 위, 대장, 방광 등의 암 발생 여부를 초기에 확인할 수 있습니다.

또 MRI, CT, X-ray, 초음파 등을 암 진단에 활용하고 있습니다.

그리고 요즘은 PET, 골(骨) 스캔, 갑상선 스캔 등이 있습니다.

이 진단방법들은 방사능 표지물질을 정맥 주사하여 종양이 있는 부위에 방사능물질이 농축되는 기전을 이용한 검사입니다.

원일 : 네, 잘 알았습니다. 또 다른 검사 방법이 있습니까?

국통 : 암이 의심이 되는 초기에 하는 검사가 있는데, 암 표지자 검사라고 합니다.

암 표지자라는 것은 암 세포가 만드는 물질, 또는 암 세포가 체내의 정상 세포에 영향을 주어 나오는 물질로 혈액이나 조직, 배설물 등에서 검사를 통해 검출이 되면서 암의 존재를 알려주는 지표의 역할을 합니다.

하지만 많은 종류의 암 표지자는 암이 없어도 증가하거나 검출되는 경우가 있기 때문에 이것만으로 암을 확진하지는 않습니다.

그리고 조직, 세포검사가 있습니다.

이 검사는 앞서 말한 여러 가지 방법으로 암을 의심하고 진단을 하더라도 결국 조직, 세포검사를 통하지 않고서는 확진을 할 수는 없습니다.

결국 최종적으로 암을 진단하는 것은 조직, 세포검사입니다.

🔲 **정리** : 암의 진단은 치료의 방향을 잡는데 있어서 중요하다. 또한 암이 의심 될 때는 우선적으로 암표지자검사를 하는 것이 순서다.

3-2 한의학적 암의 진단

원일 : 네, 잘 이해했습니다. 그렇다면 한의학적 암 진단 방법은 없습니까?

국통 : 한의학에서 암을 진단하는 방법은 일반 질병을 진단하는 방법과 다르지 않습니다.
즉 망(望), 문(聞), 문(問), 절(切)의 사진(四診)을 기본으로 하고 있습니다.

원일 : 망진(望診)을 통해서 어떻게 알게 되나요?

국통 : 초기 암 환자의 경우 망진만으로 암을 진단한다는 것은 매우 어렵습니다.
하지만 어느 정도 암이 진행이 된 상태라면 가능한 경우가 있습니다.
암의 병증을 갖고 있는 경우 얼굴색이 탁하고 어두우며, 관골(광대뼈), 명당(미간)에 빛을 잃고 탁한 붉은색을 띠는 경우가 있습니다.
얼굴은 그 사람의 신(神)을 나타내는 곳으로 얼굴을

통해 오장육부의 상태를 파악할 수 있습니다.

그러므로 특정 부위의 색의 변화가 눈에 띄게 나타난다면 그 해당 부위의 장기 이상을 파악할 수 있습니다. 하지만 이러한 망진은 많은 경험과 예리한 관찰력이 필요하기 때문에 쉽게 할 수 없습니다.

그렇지만 꾸준히 노력하고 중요 방법을 터득한다면 충분히 할 수 있습니다.

원일 : 그렇다면 문진(聞診)을 통해서는 어떻게 알 수 있나요?

국통 : 암 환자의 목소리는 평소와 다르게 갈라지거나, 가래가 많고, 쉰목소리 내지는 쇳소리를 내는 경우도 있습니다.

하지만 초기에는 목소리만으로 질병을 알아내기에는 쉽지 않습니다.

또한 암 환자들은 특징적인 통증을 호소하거나 특이한 반응들을 이야기하는 경우가 많기 때문에 암이 의심되는 환자의 이야기를 듣다보면 파악이 되는 경우가 있습니다.

예를 들어서 평소에 식사를 잘했으나, 갑자기 식사량이 줄어들거나 금방 배가 불러오거나, 소화 장애가 상당기간 지속이 되었다면 충분히 의심해 볼 만합니다.

이외에도 많은 경우가 있습니다.

그렇지만 실질적인 암 진단에 있어서는 객관적이지 못하므로 이러한 진단법만으로 판단하는 것은 사실 실제 임상에서는 적용이 힘든 경우가 많다고 봐야 합니다.

원일 : 네, 잘 알겠습니다. 그러면, 문진(問診)을 통해서는 어떻게 알 수 있나요?

국통 : 원일이 암에 대해서 공부를 좀 더 많이 하게 된다면 환자들에게서 자신이 들어야 할 필요한 이야기들이 무엇인지 알게 되어 적절한 질문들을 하게 될 것이라고 생각합니다.
예를 들어 대장 쪽에 이상이 의심된다면, 변의 상태와 복통 여부, 발열 여부 등을 질문하게 될 것입니다.
이외에도 필요한 질문들은 무척 많습니다.
그렇다고 환자의 불편함과 호소만을 듣고 판단한다는 것은 현실적으로 힘든 부분이 있으므로 암을 진단하는데 참고 사항으로 판단하는 것이 좋습니다.

원일 : 네, 알겠습니다. 마지막으로 절진(切診)을 통해서는 어떻게 알 수 있습니까?

국통 : 잘 알다시피 절진은 크게 맥진(脈診)과 복진(腹診)을 말하는 것입니다.

맥은 현(弦), 활(滑), 긴(緊)맥이 일반적인 암에서 나타나는 맥입니다.

복진은 어혈, 혹은 담음에 관련된 복진의 양상을 나타내는 것이 일반적입니다.

암을 진단하는데 있어서 맥은 매우 중요한 진단 방법입니다.

그리고 암의 맥은 다른 질환과는 확연히 다르고 그 특징적인 느낌의 맥이 나타납니다.

다만, 맥의 느낌이나 복진상의 느낌은 말이나 글로 표현하기 힘든 부분이 있습니다.

오랜기간의 경험을 통해서 느낌을 알아야하는 애로점이 있어서 상당기간 훈련이 필요합니다.

그렇기 때문에 부단한 노력으로 그 느낌을 알아야 합니다.

또한 맥은 단순히 심박 고동을 나타내는 것이 아니고 심장을 시작으로 오장육부를 두루 돌아서 오는 파동을 나타내는 것입니다.

그러므로 맥을 안다는 것은 매우 중요한 것이라고 하겠습니다.

한의학에서 맥은 가장 중요한 진단 방법이자 가장 어려운 진단 방법입니다.

또한 맥을 통해서 오장육부의 盛衰(성쇠)와 기혈의 성쇠를 파악할 수 있기 때문에 전신의 상태를 파악할 수 있는 진단 방법입니다.

그러나 그 맥을 잘 잡기위해서 수많은 경험과 또한 중요 요점을 알아야만 가능하기 때문에 여기서 다 말해주기는 힘듭니다.

그렇지만 시간을 갖고 천천히 알아간다면 맥을 통해서 몸의 상태와 병의 경중을 충분히 판단할 수 있을 것입니다.

원일 : 네, 알겠습니다.

국통 : 지금까지 한의학적 진단 방법에 대해서 아주 간략하게 설명하였는데, 원일이 처음부터 접근해서 암을 진단하기에는 무리가 있습니다.

이러한 맥(脈)과 찰색(察色), 복진(腹診) 등으로 암을 진단하기까지에는 무척이나 많은 시간과 노력을 필요로 합니다.

오진(誤診)의 가능성도 많기 때문에 굳이 한의학적인 진단방법만을 고집할 것은 아닙니다.

서양의학에서 진단한 내용을 활용하는 것도 실수를 줄이는 하나의 방법이 될 수 있습니다.

원일 : 네, 잘 알겠습니다.

☞ **정리** : 한의학적 암 진단법은 객관성을 갖기 힘든 경우가 많기 때문에 진단에 있어서는 서양의학적 방법을 취(取)하는 것이 좋은 방법이다.

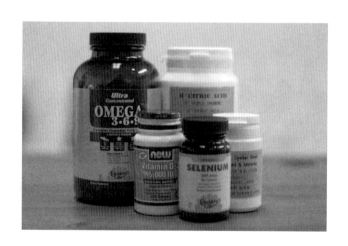

4. 암의 치료

4-1 서양의학적 암의 치료

원일 : 암에 대해서 어느 정도 이해가 되었습니다.

또한 암의 진단 방법에 대해서도 알게 되었습니다.

그렇다면 본격적으로 암의 치료에 대해서 어떻게 해
야 하는지 알고 싶습니다.

암을 치료하기 위해서 어떻게 해야 합니까?

국통 : 암의 치료는 다른 질병과 다르게 무척 조심스럽게 접
근해야 합니다.

세상의 어떤 병도 쉬운 병은 없습니다.

특히 그 중에서 암은 생명과 직접적인 연관이 되어 있
을 뿐 아니라 급격하게 변화되어 미처 대처하기 전에
생명을 위협하는 단계까지 갈 수도 있기 때문에 신중
하고 명확하게 접근해야 합니다.

원일 : 네, 잘 알겠습니다. 스승님, 암을 치료하기 위해서 구
체적인 치료 방법은 어떤 것이 있습니까?

국통 : 암의 치료방법에 대해서 세상에 너무나 많은 방법들

이 있습니다.

우선적으로 서양의학에서 시행하는 방법만 하더라도 꽤 많은 치료방법이 있는데, 대표적인 치료 방법들에 대해서 이야기해주겠습니다.

우선 외과적인 수술요법입니다.

초기에 확실히 암을 제거하는 방법입니다.

물론 전이가 의심되는 부분까지 절개해서 제거하는 것이 보통 시행되는 수술요법입니다.

외과적 수술요법은 암 제거만이 아닌 암의 진행속도나 암으로 인해 이차적인 문제를 해결하기 위해서도 이 수술요법을 시행합니다.

몇 가지 부작용을 감수해야 하지만, 초기에는 유용한 치료 방법이라고 하겠습니다.

원일 : 부작용이라고 하셨는데 구체적으로 어떤 부작용이 있습니까?

국통 : 외과적 수술 방법을 시행하고 나면, 수술로 인해 감각의 이상이나, 수술 부위의 감염, 스트레스와 수술 부작용으로 인한 간(肝)기능 이상, 소화기계 이상, 출혈, 장기의 기능장애 등이 나타날 수 있습니다.

또한 한의학적으로는 생체의 기본인 봉한관(생명선)과 경락, 경혈의 손상이 나타난다고 볼 수 있습니다.

봉한관은 원일도 알겠지만 김봉한 선생이 밝혀낸 경

락의 실체와 유사한 생명선입니다.

각설하고 이러한 부작용들이 있지만, 그렇다고 부작용을 걱정해서 반드시 수술적 치료 방법이 필요한데도 치료를 받지 않는다는 것은 더욱 어리석은 경우라고 하겠습니다.

원일 : 네, 알겠습니다.

그러면 암 치료의 또 다른 방법에 대해서도 자세히 알려 주십시오.

국통 : 수술적 방법 이외에 항암 화학요법이 있습니다.

이것은 일반적으로 알고 있듯 항암제를 사용하여 치료하는 방법을 말하는 것입니다.

항암제는 상당히 광범위하게 사용됩니다.

첫째, 수술적 요법을 시행하기에는 암의 크기가 너무 크거나 수술이 환자에게 무리가 있다고 판단될 때 우선적으로 종양의 크기를 줄여 수술적 요법을 수월하게 하기 위해서 시행됩니다.

둘째, 종양을 완전히 없애기 힘들 경우 종양의 크기를 줄여 생명연장 혹은 통증 완화의 목적으로 사용되기도 합니다.

원일 : 스승님, 그렇다면 항암제의 구체적 작용에 대해서 알고 싶습니다.

국통 : 정상 세포나 암 세포나 다들 세포 주기라는 것이 있습니다.

즉, 세포는 RNA와 단백질 합성 단계를 거쳐 DNA를 합성하고, 분열 준비 단계를 거쳐 분열 후에 휴지기를 갖는, 일반적으로 이러한 주기를 갖고 있습니다.

그런데 항암제는 암 세포에 이러한 DNA와 RNA의 합성과정 혹은 분열과정에 작용하여 방해를 하거나, DNA 자체에 영향을 주어 암 세포를 파괴하는 작용을 합니다.

그런데 알다시피 항암제는 정상 세포와 암 세포를 구별하지 못합니다.

그렇기 때문에 위장관 점막, 머리카락, 골수 등의 분열과 증식이 활발한 세포에 영향을 주어 이러한 곳의 세포파괴가 일어나게 됩니다.

그래서 항암제를 쓰면 탈모증세가 일시적으로 나타나는 것입니다.

원일 : 스승님, 암 환자가 항암제 치료를 받으면 어떤 방법으로 투여하며, 얼마나 치료를 받게 되나요?

국통 : 항암제 투여는 일반적으로 정맥주사, 근육주사, 경구투여의 방법을 사용하게 됩니다.

치료 기간은 대개 1~5일 정도이며, 3~4주 간격으로 반복시행 합니다.

항암제의 종류에 따라서는 1~2주 간격으로 시행하는 경우도 있습니다.

한편 요즘들어 표적치료제를 시행하는 경우도 많이 볼 수 있습니다.

원일 : 스승님, 표적치료제라니 그것은 어떤 것을 말합니까?

국통 : 앞에서 말한 일반적 항암제는 암 세포만이 아니라 정상 세포까지 공격하는 부작용이 발생합니다.

그래서 그러한 부작용을 최소화하기 위해 분자생물학을 응용해서 만든 항암제입니다.

이 항암제는 암 세포의 성장과 발달에 관여하는 특별한 분자의 활동을 방해해 정상세포의 손상을 최소화 하면서 암 세포만 추적 공격하는 것입니다.

이러한 표적치료도 문제점은 있습니다.

치료제에 대한 내성이 생길 수 있다는 점이고, 또 모든 환자에게 적용되는 것이 아닙니다.

특정표적 인자가 있는 환자들에게만 사용이 가능하다는 점입니다.

원일 : 잘 알았습니다.

그럼 이번에는 다음 치료 방법에 대해서 설명해주십시오.

국통 : 그렇다면 이번엔 방사선 요법에 대해서 알려주도록 하겠습니다.

방사선 요법은 X-선, 감마선, 전자선, 중성자선 등을 이용하여 치료하는 방법입니다.

이는 암 세포가 사는데 필수요소인 DNA와 세포막에 직, 간접적으로 작용하여 암 세포를 소멸시키는 치료 방법을 말합니다.

방사선 치료도 항암 화학치료와 마찬가지로 암 세포만이 아니라 정상 세포에도 영향을 주므로 적정량의 방사선량을 치료와 휴식을 반복하여 치료해야 부작용을 최소화할 수 있습니다.

요즘은 감마나이프, 사이버나이프, 선형가속기 등 새로운 방사선 치료기기들이 나와서 좀 더 정밀하게 방사선을 조사하여 특정 부위만을 치료하는 것이 가능합니다.

방사선 요법에서 주의할 것은 피폭량 조절을 잘 해야 합니다.

암 치료에 대한 욕심으로 피폭량을 높여버리면 암은 사멸할지 모르나 사람의 몸도 같이 사멸할 수 있기 때문에 신중히 치료를 해야 합니다.

정리 : 서양의학적 암치료는 부작용을 걱정 안할 수 없다. 그렇다고 무조건적으로 서양의학적 방법을 거부할 필요는 없다. 경우에 따라서는 반드시 서양의학적 방법을 시행하는 것이 더 좋은 효과를 보는 암도 있고 시기적으로도 필요한 경우가 있기 때문이다.

4-2 한의학적 암의 치료

원일 : 지금까지 서양 의학적 치료방법을 잘 들었습니다.
그렇다면 한의학에서 하는 암의 치료 방법은 어떤 것
이 있습니까?

국통 : 너무 광범위하게 질문을 하는 것 같군요.
한의학에서 암을 보는 개념은 다른 질병을 보는 개념
하고 크게 다르지 않습니다.
다만 암의 경우 진행속도가 빠르고 증상의 변화가 무
척 다양하기 때문에 그 때 그 때 대처한다는 것이 쉽
지 않지만, 한의학적 원칙에 벗어나지 않고 치료한다
면 충분히 치료 가능한 질환입니다.

원일 : 스승님, 조금 더 구체적으로 설명 부탁드립니다.

국통 : 지금까지 한의학에서 암을 치료하는 방법은 전통적인
범주 내에서 벗어나지 않았습니다.
잘 알다시피 침, 뜸, 탕약, 부항 요법들을 주로 쓰며,
요즘은 약침이라는 현대적 방법론으로 접근하여 치료

하는 방법도 있습니다.

이러한 치료 방법들을 적절히 활용하여 음양오행의 원칙에 따라서 신체의 균형을 잡는 것을 큰 치료의 방침으로 세운다면 암의 치료는 가능합니다.

다만 앞에서 말한 바와 같이 한의사 개개인의 관점에서 암 치료의 방향을 잡는 것은 너무나 다양하고 그에 따라서 수천 수백 가지의 처방이 나올 수 있기 때문에 그러한 처방들을 다 밝힌다는 것은 불가능합니다.

다만 기본적인 처방이나 방향은 제시할 수 있을 것입니다.

원일 : 스승님, 그렇다면 기본적인 한의학적 치료 방법에 대해서 말씀해 주시겠습니까?

국통 : 우선적으로 한의학이 암 환자에게 어떠한 위치에 있는지 생각해봐야 할 것입니다.

현실적으로 초기 암 환자의 경우 한의학적 치료를 받는 경우는 극히 일부분입니다.

왜냐하면 우선적으로 한의학에 대한 무지와 오해가 있어서 접근 자체가 잘 안 되고 있기 때문입니다.

원일 : 스승님, 무지(無知)와 오해(誤解)라는 것이 구체적으로 어떤 것을 말씀하시는 것입니까?

국통 : 암 환자들이 한약을 먹으면 암 세포가 커져 위험해진
　　　다는 것이 오해이고, 한약으로 어떻게 암을 고칠 수
　　　있겠느냐? 가능하지 않다는 것이 무지입니다.
　　　이렇게 된 것은 여러 가지 원인이 있겠습니다.
　　　우선적으로 암 환자 치료를 잘하지 못한 한의사들의
　　　책임이지만, 의사들도 이러한 오해를 일으킨데 큰 몫
　　　을 했다고 할 수 있습니다.
　　　왜냐하면 한의학에 대한 지식 없이 그저 잘못된 상식
　　　으로 환자들에게 호도(糊塗)한 바가 없지 않기 때문
　　　입니다.
　　　또 앞서 말한 것처럼 초기 암 환자의 경우 한의학적
　　　치료 방법을 생각하지 않고 병원에서 모든 치료를 한
　　　후 도저히 더 이상 치료할 방법이 없는 암 난민이 된
　　　이후에나 한의학을 접하는 경우가 대부분입니다.
　　　그렇기 때문에 상대적으로 힘든 난치 암 환자들을 보
　　　는 것이기에 환자들 치료율은 더욱 떨어질 수밖에 없
　　　는 것이 현실입니다.

원일 : 네, 스승님. 암 난민이라는 말이 무척 가슴에 와 닿는
　　　듯합니다.

국통 : 현실이 그렇습니다.
　　　현재의 서양 의학적 방법이 반드시 잘못된 것은 아닙
　　　니다. 또 서양 의학적 방법으로 생명이 살아나는 경우

도 수없이 많습니다.

그렇지만 말기 암의 경우, 즉 서양의학의 3대 치료법인 수술, 방사선, 항암요법을 다 하고 난 이후에도 치료가 되지 않은 환자의 경우에는 치료할 방법이 없다는 것입니다.

모든 치료 이후에는 병원을 나올 수밖에 없고, 기적을 바라면서 지내거나 최후의 이런 저런 방법을 찾을 수밖에 없는 그야말로 난민생활을 해야 한다는 것이 가슴 아픈 현실이라는 것입니다.

원일 : 그러한 암 난민들이 없기 위해서 한의학적 치료방법이나 그 이외의 좋은 방법에 대해서 알려 주십시오.

국통 : 이야기가 다른 샛길로 갔는데, 다시 돌아와서 한의학적 기본 치료 방법에 대해서 알려주겠습니다.

암에 대한 한의학적 치료의 기본은 원일도 알다시피 부정거사(扶正去邪)하는 방법입니다.

즉 "좋은 기운을 올려서 나쁜 기운을 몰아낸다"는 것입니다. 이를 좀 더 구체적으로 말하자면 면역력과 몸의 체온을 올려 몸의 냉기를 몰아내어 암 세포를 제거하는 방법이라고 하겠습니다.

큰 범주 내에서 암 치료는 이 범위를 넘어가는 경우가 많지 않습니다.

다만 여기서 어떠한 처방을 쓸지는 암의 종류, 환자의

상태, 병의 진행정도에 따라서 많이 달라집니다.
그렇지만 부정거사라는 큰 의미를 벗어나는 경우는
몇몇의 경우를 빼고는 많지 않습니다.

원일 : 네, 잘 알겠습니다. 혹시 그렇다면 이런 부정거사의
방법으로 치료한 예를 하나만 들어주시면 안 되겠습
니까?

국통 : 어렵지는 않습니다.
다만 지금부터 말한 처방이 모든 이들에게 활용되는
것은 아니라는 것만 알아두면 됩니다.

원일 : 네, 알겠습니다.

국통 : 예전에 꽤 유명한 한의사가 있었습니다.
이 한의사는 못 고치는 병이 없다고 소문이 났었고,
처방(處方) 또한 대방(大方)가로 이름을 날렸던 분입
니다.
소문에는 그분의 처방 하나를 받기 위해서 하루 반나
절은 기본적으로 기다려야 한다고 했을 정도입니다.
그런데 어느 날 이 한의사의 어머니가 암에 걸리셨는
데 바로 식도암에 걸리신 것입니다.
그래서 이 한의사가 알고 있는 지식을 총 동원하여 비
방(秘方)이라는 비방은 모두 사용하여 치료했습니다.

그렇지만 안타깝게도 어머니는 1년을 넘기지 못하고 돌아가시게 됐습니다.

그러던 어느 날 이 한의사도 어머니와 같은 식도암에 걸리게 됐습니다.

이 한의사는 자기가 어머니를 위해서 수많은 처방을 썼으나, 살리지 못했으므로 자신도 그럴 것이라 하여 포기하고 있었습니다.

하지만 혹시나 라는 생각에 한 가지 처방을 썼습니다. 그런데 그 처방이 기적같이 식도암을 치료하여 건강하게 지내다가 노환(老患)으로 돌아가셨습니다.

이 처방이 무엇인지 알겠습니까?

원일 : 글쎄요. 알지 못하겠습니다.

국통 : 너무 쉽고 별거 아닌 처방 같아서 이 처방의 위대함을 모르는 경우가 많습니다.

그 처방은 바로 우리가 흔히 알고 있는 십전대보탕 (十全大補湯)이었습니다.

원일 : 스승님, 십전대보탕으로 식도암을 고쳤다고 하니 의외입니다.

국통 : 아마도 대부분의 사람들이 생각할 때도 의외일 것입니다.

그렇지만 실제로 십전대보탕으로도 암을 고칠 수 있습니다. 다만 어떻게 쓰느냐에 달려 있습니다.

앞서 말한 바와 같이 한의학에서 암 치료방법은 부정거사가 기본입니다.

이러한 부정거사 방법에서 십전대보탕이 좋은 처방이 될 수 있습니다.

왜냐하면 실제로 암 세포를 잡기 위해서는 면역력이 좋아져야 하며, 세포 생명력이 좋아져야 합니다. 이는 바로 사람의 기운(氣運)의 성쇠(盛衰)와 관련되어 있습니다.

그렇기 때문에 앞서 말한 한의사가 십전대보탕을 복용하고 기운이 좋아지니, 자연스럽게 암 세포와 싸워 이길 힘을 얻게 되는 것이고 결국에 암 세포를 없앨 수 있었던 것입니다.

원일 : 네, 잘 알겠습니다.

국통 : 이러한 몸의 기력을 올려주는 처방을 한다면 환자들은 혹시라도 암 세포를 더 키우는 게 아닌가하고 걱정하는 경우가 있습니다.

이러한 생각은 절대 과학적이지도 한의학적이지도 못한 잘못된 상식이라는 것을 알아야 합니다.

절대로 기력과 몸의 열을 올리는 처방을 한다고 해서 암 세포가 힘을 얻는 경우는 없습니다.

그러한 이유에 대해서는 차근차근 이야기하기로 하겠습니다.

그전에 이러한 부정거사(扶正去邪)의 방법 이외에 또 중요한 치료 방법이 있습니다.

원일 : 스승님, 중요한 치료 방법이라는 것이 무엇입니까?

국통 : 중요한 방법이라는 것은 바로 체온을 상승시키는 것입니다. 한의학적으로는 양기(陽氣)를 올려주는 것입니다. 우리는 보통 眞陽法(진양법 - 진양을 올리는 방법)이라고 합니다.

양기가 충분하게 올라가게 되면 체온이 상승하게 되고 체온이 상승하게 되면 암 세포를 자멸하게 하는 역할을 하게 됩니다.

서양의학에서는 열을 내리는 방법은 많이 있습니다. 즉 해열제를 쓰거나 수액치료를 통해서 열을 내리는 방법이 있으나, 떨어져 있는 체온을 마땅히 올리는 방법은 없습니다.

그런데 한의학에서는 이러한 열을 가해줘서 체온을 올리는 약들이나 처방이 많이 있습니다.

이러한 처방이나 약을 잘 활용하면 우리 몸이 암 세포와 싸워 이길 능력을 배가(倍加) 시키는 것입니다.

다만 이러한 처방이나 약은 원일도 알다시피 모든 환자에게 동일하게 반응을 하거나 동일한 방법으로 처

방할 수 없습니다. 때문에 경험 많은 전문가의 처방이
필요하다는 것을 알아야합니다.

원일 : 네, 알겠습니다. 이러한 서양 의학적 치료방법이나 한
의학적 치료방법으로 모든 암을 해결할 수 있습니까?

국통 : 꼭 그렇다고 보기는 힘듭니다.
모든 의학에는 한계가 있고, 또한 모든 의사가 동등한
실력을 갖고 있는 것이 아니기에 환자들도 지혜롭게
치료 방법을 선택해야 합니다.
특히 말기 암 환자의 경우 암 난민이 되지 않기 위해
서 스스로 몸 관리를 할 줄 알아야합니다.

원일 : 스승님, 그렇다면 스스로 몸 관리를 어떻게 해야만 하
겠습니까?

국통 : 제가 그래서 새로운 이론을 바탕으로 만든 신개념의
치료방법이 있습니다.

🔲 **정리** : 한의학적 암 치료 방법의 핵심은 바로 부정거사(扶正去邪) 방법과 진양(眞陽)을 발동시켜 충만한 양기(陽氣)를 갖게 하는 것이다. 거기에 眞氣(진기), 眞陰(진음), 眞血(진혈) 등을 올리는 보조적인 방법도 같이 병행하여야만 한다.

5. 생명학

원일 : 스승님, 새로운 개념의 치료방법은 무엇입니까?

국통 : 제가 오랜 시간동안 여러 경험을 통해 만들어 낸 이론
이며 치료방법이지만, 환자를 고치는데 있어서 이 치
료법만을 고집할 필요는 없습니다.

서양 의학적 처치가 필요하면 반드시 해야 할 것이고,
이 새로운 치료방법에 한의학을 접목시키면 더 좋은
치료효과를 볼 것입니다.

그러나 이것저것 힘든 상황이거나, 자신이 자기의 몸
을 보살피기위해 지혜로운 치료법을 알고자 하는 사
람들이 있기 때문에 이 이야기를 해주는 것입니다.

제가 이름 짓기로는 '생명학'이라고 했습니다. 왜냐하
면 우리는 병에 치우쳐 병만 보지 말고 몸을 봐야합니
다. 그래야만 자연스럽게 병을 이길 수 있는 것이지
병만 보면서 따라가서는 결국 병에게 질 수 밖에 없기
때문입니다.

앞으로 '생명학'의 중요한 8가지 요소를 알려줄 텐데
이를 잘 이해하고 공부해서 환자 치료에 활용해보길
바라겠습니다.

설명에 앞서 알려줄 것은 어떠한 방법이든지 절대로
전문가에게 조언을 구해서 해야지 누구의 이야기나
책으로만 알아서 하는 것은 실수를 범하기 쉽다는 것
입니다.

원일 : 네, 잘 알겠습니다.

국통 : '생명학'은 일종의 서양 의학적 개념과 한의학적 개념
을 새롭게 결합한 형태라고 생각해도 됩니다.
물론 대체의학의 개념도 있는데, 이 모든 것을 아우른
것이라고 생각하는 것이 편할 것입니다.

원일 : 스승님, 왜 '생명학'이 필요한 것인가요?

국통 : 현재 서양의학에서도 말기암 환자를 치료할 방법은
없다고 봐야합니다.
그렇다고 한의학이나 대체의학이 빈 곳을 모두 해결
해 줄 수 있는 것도 아닙니다.
물론 서양의학에서는 이제 조만간 여러 종류의 암을
예방하는 백신까지 개발될 것으로 보이지만, 그렇다
고 모든 암에 적용되는 것도 아니고 완벽하게 막을 수
있는 것도 아닙니다.
그렇기 때문에 새롭게 질병에 접근하여 예방과 치료
를 동시에 할 수 있는 치료 방법을 모색하다가 탄생하
게 된 것이 '생명학'이라고 하겠습니다.

원일 : 알겠습니다. 스승님, '생명학'에 대해서 좀 더 구체적
으로 말씀해 주십시오.

국통 : '생명학'은 앞에서 말한 바와 같이 질병의 치료에만
　　　주안점을 둔 것이 아닙니다.
　　　질병의 예방과 치료를 동시에 하는 것입니다.
　　　신체의 질병만이 아니라 정신적 질병, 즉 몸과 마음의
　　　상태가 어떻게 질병을 만들어내고, 반대로 몸과 마음
　　　을 어떻게 하여야만 질병에서 해방이 되는 것인지를
　　　밝힌 학문이라 하겠습니다.
　　　물론 이러한 '생명학'은 전혀 근거 없이 만들어진 것
　　　이 아닙니다. 서양의학과 한의학에 근거를 두고 통합
　　　적 개념에서 만들어진 것이라고 이해하면 쉽게 이해
　　　를 할 것입니다.

원일 : 스승님, 그렇다면 '생명학'에서 하는 암이나 기타 질병
　　　의 예방과 치료의 방법에 대해서 알고 싶습니다.

국통 : '생명학'의 모든 것을 당장 말해주기는 힘듭니다.
　　　하지만 가장 중요한 8가지 요소가 있는데, 이것이 핵
　　　심이므로 이것에 대해서 알려주겠습니다.
　　　지금 말하는 것은 대략적이면서도 실생활에서 충분히
　　　활용 가능한 질병법과 예방법이라 하겠습니다.
　　　앞에서도 암에 대해서 이야기를 많이 나누었기 때문
　　　에 지금부터 말하는 질병의 개념은 암을 기준으로 하
　　　겠습니다.
　　　사실 암을 고칠 수 있으면 나머지 병은 모두 고칠 수

있다고 봐도 됩니다. 그만큼 암을 고친다는 것은 인체와 질병에 통달해야 가능하기 때문입니다.
또한 모든 것은 결국 하나로 연결되는 것이기 때문입니다.

원일 : 네, 잘 알겠습니다.

🔲 **정리** : 모든 암 치료에 있어서 우선 되어야 할 것이 생명학적 개념의 치료 방법이다.

5-1 물

국통 : 우선 우리 몸에서 가장 중요하면서 생명유지에 꼭 필
       요한 물질이 무엇인지 알겠습니까?

원일 : 글쎄요? 꼭 필요한 생명유지라면 호흡에 필요한 공기
       가 아닐까 생각됩니다.

국통 : 물론 공기는 절대로 꼭 필요한 물질입니다.
       하지만 우리가 입으로 먹는 것 중에서 가장 중요하다
       고 생각되는 것은 무엇이겠습니까?

원일 : 먹는 것이라면 물이 가장 중요할 것 같습니다.

국통 : 그래요. 맞습니다. 물이 가장 중요한 물질 중에서 으
       뜸이라고 하겠습니다.
       그렇다면 왜 그런지 알겠습니까?

원일 : 물은 우리 몸의 구성 요소 중에서 가장 많은 비중을
       차지하고 있고, 물이 없으면 3일 이상 생명유지가 힘

들기 때문이 아닙니까?

국통 : 맞습니다. 대부분의 사람들이 원일과 같은 정도로 물의 중요성을 알고 있습니다.

하지만 좀 더 깊이 들어가서 물이 왜 필요한지, 또 물이 우리 몸에서 어떤 작용을 하여 어떤 질환들을 해결할 수 있는지에 대해서는 잘 모르고 있습니다.

실제로 의사들 사이에서는 물이 질병을 치료한다고 말한다면 웃음거리가 될 것은 뻔합니다. 그만큼 물에 대해서 등한시 해왔고, 또한 우리가 알고 있는 물에 대한 지식은 너무나 부족합니다.

원일 : 스승님, 구체적으로 물이 우리 몸에서 얼마만큼 중요한지 알고 싶습니다.

국통 : 수분은 우리 몸의 약 75%를 차지하고 있습니다.

특히 뇌의 경우는 80%가 넘는 비중을 차지할 만큼 중요한 요소입니다.

또한 생명의 최소 단위인 세포는 90%가 수분으로 구성되어 있을 만큼 우리 몸에 있어서 수분은 절대적으로 필요한 요소입니다.

그렇지만 실제 사람들은 물을 잘 먹지 않는다는 것이 문제입니다.

제가 지금까지 여러 암 환자들을 보아왔지만, 물을 잘

마시는 암 환자를 본적이 거의 없었습니다.

또한 반대로 물을 잘 먹는 사람이 암에 걸리는 경우를 본 경우가 많지 않습니다.

그렇듯 물은 우리 몸에서 생명유지만이 아니라 건강 유지에 매우 중요한 역할을 합니다.

원일도 알다시피 세포벽은 크게 두 개의 물질로 이루어져 있습니다.

하나는 지질이라는 일종의 기름과 또 하나는 물입니다. 생명학적 개념에서 보자면 세포의 생명력은 결국 건강의 유지와 질병치료의 시발점이 되는 것입니다. 이와 같이 기름과 물로 이루어진 세포벽은 세포 안과 밖의 에너지 교환과 밀접한 관련이 있습니다.

일반적으로 세포벽은 매우 오염되기 쉬운 상태인데, 충분한 수분과 기름이 섭취되어야만 손상되기 쉬운 세포벽이 원활한 활동을 할 수 있어서 세포 생명력을 극대화 할 수 있습니다.

원일 : 잘 알겠습니다. 그러면 사람이 보통 물을 얼마나 먹어야 할까요?

국통 : 일반적으로 사람들은 갈증이라는 느낌이 들어야 몸에서 물을 필요로 한다고 생각합니다.

그렇지만 갈증이라는 반응은 몸에서 수분 부족으로 최후에 신호를 주는 것입니다.

우리가 갈증을 느낀다는 것은 벌써 우리 몸에서 상당 부분에서 수분 부족 현상이 나타났다는 것을 의미합니다.

즉, 갈증을 느끼기 전에 수분을 충분히 섭취해야 맞다는 것입니다.

우선 우리가 생활하면서 하루 종일 소모되는 수분의 양을 알아야합니다.

우리가 특별히 운동을 하지 않고 일상생활만 해도 하루에 2.5~3리터 정도의 수분을 소모하게 됩니다.

구체적으로 말하자면 대변과 소변을 통해서 하루에 1~1.5리터 정도의 수분이 빠져나갑니다.

또한 피부를 통해서 0.5리터 정도를 소모하게 됩니다. 그리고 제일 간과하는 부분이 있는데, 그것은 호흡을 통해서 빠져나가는 수분입니다.

이 호흡을 통해서 빠져나가는 수분의 분량만 해도 하루에 0.5~1리터 정도로 상당히 많은 양이 빠져 나갑니다. 물론 여기에 운동을 더하게 된다면 이것보다 훨씬 많은 양의 수분이 빠져 나갈 것입니다.

그렇다면 우리가 평소에 일반적으로 섭취하는 수분의 양은 얼마나 될까요?

일반적인 사람들이 섭취하는 수분의 양을 보면 식사 중에 섭취하는 수분의 양과 조금씩 마시는 음료 등을 포함해도 하루 1.5리터를 넘지 않는 것이 일반적입니다. 그렇다면 적어도 1.5~2리터의 수분이 항상 부족하게 됩니다.

그래서 그 부족한 분량을 임의적으로 섭취를 해야만 우리 몸에서 필요로 하는 수분의 양이 충족하게 된다고 봅니다.

원일 : 스승님, 물의 중요성은 잘 알겠습니다.
그런데 물을 잘 마시는 것과 암 환자를 치료하는 것이 무슨 상관관계가 있습니까?

국통 : 앞에서 말한 것과 같이 물을 잘 마시면 세포 생명력이 좋아지고, 이는 결국 면역력이 좋아지게 됩니다.
면역력이 좋아진다는 것은 우리 몸이 암 세포와 싸워 이길 수 있는 무기가 생겼다는 것과 같은 말입니다.
그러므로 물을 잘 마신다면 충분히 암과의 전쟁에서 이길 수 있다는 것입니다.
또한 신체 수분 부족을 막아서 암의 발생 가능성을 줄여주고 암 치료 후 재발을 방지하는 목적도 있는 것입니다.

원일 : 스승님, 그렇다면 모든 암 환자나 다른 질환의 환자들이 물을 마시는 것이 좋은 것인가요?

국통 : 꼭 그런 것은 아닙니다. 만일 암으로 인해 복수가 차 있거나, 급성신부전증이나 신증후군 등으로 수액대사

에 문제가 있는 사람이 물을 많이 마시게 된다면 결과는 설명을 안 해도 될 것입니다.

그렇듯이 아무리 좋은 것이라 해도 적응증이 있는 것입니다. 무조건 마시는 것은 정답이 될 수 없습니다. 예를 들어 이런 경우도 있습니다.

허열(虛熱 – 음기(陰氣)의 손상으로 인해 양(陽)이 제어가 되지 않은 열증(熱症)의 하나)의 병증으로 인해 여름과 겨울을 가리지 않고 찬 물을 많이 마시는 사람들이 간혹 있습니다.

이러한 사람의 경우는 물을 많이 마신다고 좋은 것이 아니라 오히려 병을 만들거나 병을 더욱 심하게 할 수 있습니다.

이러한 환자의 경우에는 예외적으로 물을 많이 마셔도 암에 걸릴 확률이 있는 사람입니다.

원일 : 네, 잘 알겠습니다. 스승님, 물은 무조건 자주 많이 마시는 것이 좋습니까?

국통 : 아닙니다. 물 하나를 마시더라도 그 방법과 법칙이 있습니다.

원일 : 스승님, 그렇다면 물을 잘 마시는 좋은 방법을 알려주십시오.

국통 : 물은 음양의 이치로 보자면 음에 속하는 물질입니다. 물을 아무리 데워서 따뜻하게 마신다고 하더라도 그 바탕은 변하지 않습니다.

우리 몸은 적정 체온을 유지해야 양(陽)이 상승하게 되고, 양이 상승해야지만 면역력이 생기게 됩니다.

만일 우리가 찬물을 마신다면 상승하려고 하는 양을 꺼버리는 역할을 하게 됩니다.

물을 자주 마셔야 되지만 물을 마시는 시간대와 물의 적정 온도가 맞아야 합니다. 필요에 따라서 같이 먹어 줘야 하는 것들이 있습니다.

아침에 일어나서 물을 마시는 것은 되도록 안하는 것이 좋습니다.

앞에서 말한 바와 같이 아침에는 양의 기운이 올라오는 시기인데, 아무리 따뜻한 물을 마신다고 하더라도 양기(陽氣)를 꺼버리는 역할을 하기 때문입니다. 그래서 아침 공복에 물을 마시는 것은 되도록 안하는 것이 좋습니다.

간혹 변비에 좋다고 아침 공복에 냉수를 마시는 사람들이 있습니다.

그러나 실제로 보면 변비가 해결된 사람들은 보기 힘듭니다. 꼭 마시고 싶다면 따뜻하게 마시는 것이 그나마 낫습니다.

그리고 식후에 바로 물을 마시는 것은 좋은 방법이 아닙니다.

위는 음식을 받아들여서 차곡차곡 쌓아놓고 이후에 소장에서 영양을 흡수하고 나머지는 대장을 통해서 배출을 합니다.

그런데 물을 마시고 1시간 이내에 물을 많이 마셔버리면 소장에서 영양을 흡수할 시간이 없이 바로 대장으로 가기 때문에 먹은 음식이 제대로 에너지화(化)되지 못하는 단점이 있습니다.

그래서 물은 식후 최소 1시간 이후에 먹는 것이 좋습니다.

물을 마시는 것은 한꺼번에 많이 마시는 것이 아니라 자주 나눠서 마시는 것이 효과적입니다.

물은 기본적으로 몸에서 축적을 해놓는 것이 아닙니다. 물을 한꺼번에 많이 마신다고 몸에 저장되는 것이 아닙니다.

필요 이상의 물이 들어오면 소변을 통해서 바로 나가버립니다. 그렇기 때문에 조금씩 자주 마시는 것이 중요합니다.

가장 중요한 물마시기 방법이 있습니다.

앞서 말한 바와 같이 물은 기본 성향이 음(陰)이기 때문에 특히 암 환자들에 있어서 몸을 차게 만드는 것은 병을 치료하지 않겠다는 것과 같습니다.

물론 뇌수막염 등과 같이 염증질환으로 열을 많이 발생하는 경우는 반드시 열을 내려주는 치료를 해야 합니다.

하지만 우리는 종종 말기 암 환자에 있어서 惡寒(오한)을 동반한 열이 발생되는 경우를 심심치 않게 봅니다. 만일 이런 경우라도 함부로 열을 내리는 방법으로 치료를 해서는 안 됩니다.

말기 암 환자의 경우 그 열이 꺼지는 순간 몸에서 치료할 능력도 같이 없어지는 것이기 때문에 이 열을 잘 간직하되 너무 치성(熾盛)하지 않은 한도 내에서 조절을 잘해서 치료에 임해야합니다.

이것이 말기 암 환자의 경우 치료의 포인트가 됩니다.

원일 : 스승님, 그렇다면 물을 마실 때 어떻게 해야 양(陽)의 기운을 꺼버리지 않고 마실 수 있습니까?

국통 : 병이 없는 일반적인 사람들에게서는 가끔 물을 차게 마시는 것은 큰 문제는 아닙니다.

그렇지만 암 환자의 경우는 이야기가 다릅니다.

암 환자는 물을 차게 마셔서 체온을 떨어뜨리게 되면 면역력을 떨어뜨리는 결과를 낳게 됩니다.

실제 체온이 섭씨 1도 내려가면 백혈구 수치가 30~40% 감소되는 것으로 알려져 있습니다.

서양의학에서는 열을 내려주는 즉 해열제는 좋은 것이 많이 있습니다.

그렇지만 열을 올려주는 보기(補氣), 보양(補陽)의 개념을 갖고 있는 약은 전무합니다.

그래서 암 환자들은 물을 마실 때 따뜻하게 마시는 것
도 중요하지만 약간의 한약재를 가미(加味)해 주는
것이 중요합니다.

예를 들어 계피나 생강을 같이 넣거나 인삼이나 홍삼
을 조금씩 가미해 주는 것도 괜찮습니다.

일반인들은 생강차나 계피차 혹은 수정과 등을 마시
는 것도 좋은 방법 중에 하나입니다.

원일 : 스승님, 요즘 주위에는 물을 많이 마시고 있는 사람들
이 많습니다. 또한 환자들 중에서도 물을 많이 마시는
사람들이 많습니다.

그렇지만 그런 사람들도 몸 컨디션이 좋지 않은 경우
가 많은데 그 이유가 혹시 앞서 말씀하신 물을 차갑게
마시거나, 물먹는 방법의 잘못입니까? 아니면 다른
이유가 있어서 입니까?

국통 : 그렇습니다. 요즘은 사람들이 건강 차원에서 물을 자주
마시지만 물만 마신다고 건강해지는 것은 아닙니다.

앞서 말한 바와 같이 물을 마시더라도 이와 같은 방법
을 쓰지 않으면 점점 양(陽)의 기운이 꺾여서 몸이 음
(陰)의 상태로 바뀌기 때문에 물의 좋은 효과를 보기
힘듭니다.

결국에는 물을 마시는 방법의 문제로 인해서 물을 마
셔도 큰 효과를 못 보는 사람들이 생기는 것입니다.

원일 : 잘 알았습니다. 스승님, 물의 또 다른 효과나 마실 때 주의할 점은 없습니까?

국통 : 물은 그 치료 질환이 너무나 많기 때문에 일일이 다 설명해주기에는 시간의 제약이 있으니 대표적인 것만 말해주겠습니다.

　　　우리가 흔히 알고 있는 디스크라고 말하는 추간판 탈출증, 수핵 탈출증 같은 경우에는 물만 충분히 마셔줘도 눌려져 있던 연골들이 물에 의해 견인 역할을 하기 때문에 증상호전을 볼 수 있습니다.

　　　그리고 천식 같은 폐, 기관지 질환들은 대부분 건조해서 오는 병이기 때문에 반드시 물을 충분히 마셔줘야만 병을 고칠 수 있습니다.

　　　잠을 자기 전에 물 한 컵을 마시는 것은 중요합니다. 왜냐하면 자는 동안 갈증을 해소시켜서 폐나 기관지 건조증(乾燥症)을 방지해줄 수 있기 때문입니다.

원일 : 노인분들 중에서 특히 여성분들은 물을 마시면 자다가 소변을 자주 봐야 한다고 해서 불편해 하는데 이런 경우는 어떻게 해야 합니까?

국통 : 그런 것은 방광에 차가운 기운 있어서 그 기능을 충분히 발휘하지 못하기 때문입니다.

앞서 밝힌 바와 같이 물을 자주 마신다면, 처음에는 약간 불편함은 있겠지만 몸을 따뜻하게 하고 적응기간이 지나면 자연스럽게 몸이 충분히 물을 받아드릴 정도로 익숙해져서 불편함이 해소될 것입니다.

원일 : 잘 알겠습니다. 물에 대해서 많은 것을 알려줘서 감사합니다.

국통 : 잘 알아들었다니 다행입니다.

원일 : 물에 대해서는 이해를 했습니다. 그렇다면 물 다음으로 알려주실 내용은 어떤 것이 있습니까?

🔲 **정리** : 물을 자주 충분히 마시는 것이 중요하다. 그렇지만 물은 절대로 차게 마시거나 한꺼번에 많이 마시는 것이 아니라 상온이나 미지근한 섭씨 30도 이하의 물을 여러 번 나누어서 충분히 마셔주는 것이 좋다.

5-2 햇빛

국통 : 그 다음으로는 햇빛에 대해 이야기를 해보도록 하겠습니다.

원일 : 스승님, 햇빛이라 함은 어떤 것을 말씀하시는지 언뜻 이해가 되지 않습니다.

국통 : 햇빛이라 함은 비타민 D에 관련된 것을 말하는 것입니다.

원일 : 비타민 D가 중요한 요소가 됩니까?

국통 : 일반 사람들에게도 중요하지만 특히 암 환자에게서는 무척 중요한 역할을 한다고 볼 수 있습니다.

원일 : 스승님, 자세한 설명을 듣고 싶습니다.

국통 : 알겠습니다. 그렇다면 지금부터 비타민 D에 관련된 내용을 설명해주겠습니다. 엄밀히 말하자면 비타민

D_3에 관련된 내용이라고 보는 것이 더 맞을 것입니다.

원일 : 네, 알겠습니다.

국통 : 요즘 사람들은 햇빛보기를 두려워하고 있습니다.
자외선에 대한 공포 때문에 피부암을 걱정한다던지
피부노화, 기미, 주근깨 등을 염려하고 있습니다.
대부분 외출하는 경우에는 전신을 햇빛으로부터 가리
는 것만이 아니라 자외선 차단제까지 바르므로 자외
선이 피부에 직접적으로 닿지 못하게 철저하게 방어
하고 있습니다.
그렇기 때문에 거의 대부분의 사람들이 비타민 D 부
족으로 살고 있습니다.
한 가지 더 말하자면 햇빛을 많이 보게 되면 기미가
생길 것이라는 생각은 기우에 불과합니다.
물을 충분히 마셔주고 몸을 건강하게 유지한다면 햇
빛 때문에 기미가 생길 일이 없습니다. 만일 햇빛 때
문에 기미가 생긴다면 아마도 밖에서 일을 많이 하는
건설근로자들은 100% 모두 기미 증상이 있을 것입니
다. 하지만 저는 실제로 그런 분들 중에서 기미가 있
다는 사람을 본적이 아직 없습니다.
물론 전혀 상관이 없는 것은 아니겠지만 기미가 생기
는 주원인은 자외선 때문만이 아니라는 것을 알아야
합니다.

원일 : 알겠습니다. 스승님.

국통 : 비타민 D는 일종의 호르몬이기 때문에 거의 모든 질
환에 관여합니다.
특히 암, 간경화, 고혈압 등의 질환에서는 필수입니다.
당뇨병 중에서 제1형 당뇨병의 베타세포를 살리는 데
는 반드시 비타민 D의 작용이 필수입니다.
암에 대한 작용과 적용 암에 대해서는 뒤에 다시 알려
주겠습니다.

원일 : 스승님, 그렇다면 우리가 어떻게 비타민 D_3를 섭취할
수 있습니까?

국통 : 비타민 D는 크게 D_2 D_3로 나누어서 볼 수 있습니다.
일반적으로 우리가 야채나 음식 등을 통해서 섭취하
는 것은 비타민 D_2입니다.
그런데 이 비타민 D_2가 우리가 필요로 하는 비타민
D_3로 전환되기 위해서는 2배 이상 많이 섭취해야만
가능합니다. 그래서 효율적인 면에서는 비타민 D_3제
품을 먹는 것이 더 좋습니다.
일반적으로 비타민 D_3는 자외선 α와 자외선 β중에서
자외선 β에 의해서 합성됩니다. 하루 중 가장 햇빛이
좋은 오후 12시에서 2시 사이에 30분 정도만 신체 어

느 부위든지 햇빛에 노출을 시키면 충족량이 합성됩니다.

다만 우리나라는 북위 30도 이상 즉, 여수, 순천, 광양 지역보다 위에 있는 지역들은 매년 11월부터 다음해 3월까지는 충분한 양의 자외선이 도달하지 못하기 때문에 하루 종일 햇빛을 받는다고 하더라도 충분한 양을 채우지 못하게 됩니다.

이런 경우도 반드시 제품화된 비타민 D를 복용해야 합니다.

원일 : 스승님, 말씀하신 바와 같이 충분히 햇빛을 못보고 또한 먹을 만한 비타민 D 제품도 없으면 어떻게 해야 하나요?

국통 : 그러한 경우에는 소의 간(肝)이나 등푸른 생선을 먹으면 보충이 가능합니다.

이런 음식에 들어있는 DHA성분은 충분한 햇빛이 아니더라도 비타민 D의 생성이 가능합니다. 그러므로 음식을 통해서도 비타민 D합성은 가능합니다.

원일 : 그렇다면 비타민 D_3를 얼마나 섭취해야 하나요?

국통 : 하루에 최대 허용치는 20.000iu정도가 됩니다. 이 정도는 조금 전에 밝힌 햇빛이 강한 시간대에 30분 정

도 피부 노출로 충분히 충족이 가능합니다.

한 가지 말해두자면, 자외선 β는 유리창이나 옷을 투과하지 못합니다. 그렇기 때문에 창문을 닫은 채로 햇빛을 쏘이거나 옷을 입은 채 햇빛을 받는 것은 의미가 없습니다.

앞에서 말한 바와 같이 비타민 D_3는 일종의 호르몬이기 때문에 하루 섭취량을 충분히 먹거나 충족을 시켜주면 일주일에서 보름 정도 시간이 지나면서 기운이 좋아지는 것을 느낄 수 있습니다.

원일 : 스승님, 제가 알기로는 비타민 D_3는 독성작용이 있는 것으로 보입니다. 이것에 대해서 알고 싶습니다.

국통 : 좋은 질문을 했습니다.

비타민 D_3는 하루 섭취량이 적정량을 넘어설 경우 독성작용이 있습니다.

하루 20,000iu가 적정용량이 되고 한 달 이내의 단기로는 50,000iu, 한 달 이상의 장기로는 30,000iu를 넘지 않게 복용해야 합니다.

만일 이 수치를 넘게 복용하게 되면 독성작용이 나타나는데, 그 증상으로는 혈액 내 칼슘농도가 높아져서 복통, 변비, 가려움증, 구토, 심한 갈증 등 증상들을 나타낼 수 있습니다. 심한 경우 신장결석, 고혈압도 발생시킬 수 있습니다.

원일 : 스승님, 그렇다면 햇빛을 많이 보는 것도 독성 작용을 하게 되나요?

국통 : 질문을 잘했습니다. 햇빛에 의해서 합성되는 비타민 D_3의 경우는 피부 자체에서 독성을 방지하는 시스템이 작동하게 됩니다.
햇빛을 일정시간 이상 쪼여서 비타민 D_3농도가 높아지면 피부는 그에 따른 조치를 취해서 과량으로 생성된 비타민 D_3를 분해해서 농도를 낮추게 됩니다.
그렇기 때문에 햇빛에 의해 만들어지는 비타민 D_3의 경우는 독성작용에 대해서 걱정할 필요는 없습니다.

원일 : 네, 잘 알겠습니다. 앞서 말씀하신 중에 비타민 D_3가 암과 관련되어 작용하는 것에 대해서 알고 싶습니다.

국통 : 지금까지는 일반적인 비타민 D_3에 대한 설명이었습니다. 지금부터는 암에 어떠한 작용을 하는지에 대해서 설명해 주도록 하겠습니다.
비타민 D_3는 암 세포에 여러 가지 작용을 하고 있는데, 그중에 하나는 세포자멸(apotosis)입니다.
원일도 알고 있다시피 정상세포는 시간이 지나면 자연적으로 소멸하는 세포자멸의 과정을 밟게 됩니다.
그렇지만 암 세포는 그러한 정상적인 생리작용이 고

장 나서 자멸하지 않고 계속적으로 자라게 됩니다.
이러한 비정상적인 작용을 하고 있는 암 세포에 비타
민 D_3는 암 세포가 스스로 죽게 되는 세포자멸(細胞
自滅)의 작용이 될 수 있게 해줍니다.
그래서 정상적인 사람의 세포만이 아니라 암 세포도
정상적인 세포자멸 작용을 하게 하여 더 이상 발전되
지 않게 합니다.

원일 : 잘 알겠습니다. 또 다른 작용에 대해서 알려 주십시오

국통 : 다음으로 비타민 D_3는 세포분화(cell differentiation)에
작용한다는 것입니다.
정상적인 세포는 고유의 기능을 하도록 변화하는 것
이 일반적입니다. 이는 그 기능을 하는 조직과 기관에
맞게 변모한다는 것입니다.
즉, 세포는 더 이상 분열하지 않을 때까지 지속적인
분화 과정을 거치는데 완전히 성숙한 세포가 되면 더
이상 분열하지 않습니다.
그러나 암 세포의 경우는 분화 기능에 문제가 생겨서
계속 성장과 분열과정을 거쳐 결국 빠르게 분열하여
증식하게 됩니다.
비타민 D_3는 암 세포에게 정상적인 분화 과정이 일어
나게 하여 세포가 속한 기관에 정상적인 기능을 하는
세포로 성장하도록 유도합니다.

한 가지 여담으로 말해주자면 비타민 D_3는 우울증과 같은 정신질환에도 연관성이 있습니다. 일반적으로 우울증 환자가 많은 지역을 살펴보면 햇빛을 충분히 받지 못하는 북반구 위주로 되어 있습니다.

반대로 동남아시아나 아프리카 지역에는 우울증 환자가 상대적으로 무척 적은 편이고 대부분 낙천적 성향을 보입니다.

이러한 이유가 바로 태양과 관련된 비타민 D_3와 연관된 것입니다.

원일 : 잘 알았습니다. 그러면 나머지 작용에 대해서도 알려주십시오.

국통 : 비타민 D_3는 앞에서 말한 작용 이외에 세포증식을 조절하는 유전자에도 영향을 미치는 것으로 알려져 있습니다. 비타민 D_3의 농도가 낮아지면 세포증식을 조절하는 유전자의 기능이 저하됩니다.

또한 세포성장 조절에도 관여하는데 암 세포는 기본적으로 지속적인 성장을 위해서 영양분을 공급해줄 신생혈관을 만들어냅니다.

그런데 비타민 D_3는 이러한 신생혈관과정을 조절하는 유전자에 영향을 줘서 암 세포가 신생혈관을 만들지 못하게 하여 암 세포가 성장하는 것을 억제하는 역할을 합니다.

마지막으로 비타민 D$_3$는 암 세포 전이를 방해하는 역할을 합니다.

암 세포 중에서 일부가 혈액을 통해서 신체 다른 부위로 이동해 가서 종양을 만드는 것을 전이라고 합니다. 비타민 D$_3$는 이러한 혈액을 통해 퍼져나가는 것을 억제하는 효과가 있습니다.

원일 : 그렇다면 비타민 D$_3$가 적용되는 암은 어떤 암이 있습니까?

국통 : 사실 거의 모든 암에 적용된다고 봐야 합니다. 대표적으로 대장암, 유방암, 방광암, 식도암, 난소암, 췌장암 등에 적용되는데, 이외에도 많은 암에 적용됩니다. 결국 비타민 D$_3$가 세포를 보호하고 세포의 정상적인 활동을 돕는다는 것을 이해했다면 적용되지 않을 암이 없다는 것을 알게 될 것입니다.

비타민 D$_3$는 호르몬입니다. 그렇기 때문에 암을 비롯한 모든 병에 비타민 D$_3$가 없이 치료하기는 힘들 정도로 꼭 필요한 물질입니다.

원일 : 네, 스승님. 비타민 D$_3$에 대해서 잘 알았습니다. 암 환자뿐 아니라 모든 병에 비타민 D$_3$를 응용해서 치료에 도움이 되도록 하겠습니다.

국통 : 중요한 내용이므로 숙지해서 잊지 않도록 하십시오. 한 가지 중요한 사항을 더 알려주자면, 한의학적으로 햇빛은 양기(陽氣)를 대표하는 것으로 양의 기운을 자연적으로 받을 수 있는 대표적인 것에 속하기도 합니다.

특히 햇빛은 김봉한 선생이 찾아낸 봉한관의 봉한액(생명액)을 활성화시키는 역할을 합니다.

결국 사람도 햇빛을 일정량, 충분히 받아야하는 일종의 광합성 작용에 의해서 살아간다는 것입니다.

원일 : 네, 잘 알겠습니다. 비타민 D_3 다음으로 알려주실 것에 대해서 말씀해 주십시오.

국통 : 원일이 잘 알아들어 저도 기쁘게 설명해 주겠습니다.

원일 : 감사합니다. 스승님.

🔲 **정리** : 햇빛은 우리에게 많은 에너지를 준다. 그중에서 충분한 자외선 B를 받아서 생성되는 비타민 D_3는 우리 몸에 무척 강한 에너지를 준다. 이러한 강한 힘은 암 치료에 있어서 매우 중요한 역할을 한다. 암 환자들은 일광욕을 자주 하는 것이 좋다.

5-3 기름

국통 : 이제부터 알려줄 것은 앞에서 물에 대해 말했으니 물
과 절대 떨어질 수 없는 기름에 대해서 말해주도록
하겠습니다.

원일 : 기름이라 함은 어떤 것을 말씀하시는지요?

국통 : 기름이라고 하는 것은 쉽게 이해가 안 될 것이지만,
다시 말해 지방이라고 하면 쉽게 이해가 될 것입니다.
우리 몸에는 유익한 기름이 있고, 유해한 기름이 있다
는 것을 원일도 모르지는 않을 것입니다. 대부분의 사
람들도 이 정도는 알고 있습니다.
다만 기름하면 유익한 것보다 유해하다고 생각하는
사람들이 많습니다. 그렇지만 이제부터 말하는 것은
기름을 어떻게 먹고 어떤 것을 먹어야 유익하며, 질병
을 고치는 묘약이 되는지를 알려주겠습니다.

원일 : 감사합니다. 스승님의 가르침을 받겠습니다.

국통 : 인체의 세포는 기본적으로 물이 충분해서 수화(水化)가 잘되고 기름이 충분해서 유화(油化)가 잘 되어야만 세포 생명력이 좋아집니다.

즉, 모든 세포에는 유분이 충분해야 합니다. 쉬운 예로 얼굴에 탄력이 없고, 기름기 없이 건조하며, 얼굴색이 어두운 사람과 얼굴에 윤기가 흐르고 밝은 빛을 내고 있는 사람 중에서 어느 사람이 병에 잘 걸릴 것이라고 생각됩니까?

원일 : 얼굴에 탄력이 없고 기름기가 없는 사람이라고 생각됩니다.

국통 : 맞습니다. 사실 쉽게 맞출 수 있는 문제였는데…, 당연히 얼굴에 윤기가 흐르고 밝은 빛을 내는 사람이 건강한 사람입니다.

이런 사람들은 암에도 잘 안 걸립니다.

원일 : 네, 그럴 것 같습니다.

국통 : 앞에서 말한바와 같이 기름에는 좋은 기름 안 좋은 기름이 있습니다. 우리가 먹는 지방은 크게 동물성 지방, 식물성 지방으로 나눌 수 있습니다.

이러한 지방의 분자는 지방산으로 구성되어 있는데,

이 지방산의 원자 결합 상태에 따라서 포화지방산과 불포화 지방산으로 나누어집니다. 이렇게 나누어진 것이 좋은 지방과 나쁜 지방을 결정합니다.

그러면 어떤 것이 좋은 지방이고 나쁜 지방인지 원일은 알고 있습니까?

원일 : 네, 제가 알기로는 포화지방산이 일반적으로 나쁜 지방으로 알고 있고, 불포화 지방산이 좋은 지방으로 알고 있습니다.

국통 : 잘 알고 있습니다. 그렇다면 이러한 포화지방산이 많이 함유된 음식과 불포화지방산이 많이 함유된 음식을 알고 있습니까?

원일 : 네, 포화지방산은 소고기, 돼지고기 등 동물성 지방에 많이 함유되어 있고, 불포화지방산은 생선이나 식물성유에 함유되어 있는 것으로 알고 있습니다.

국통 : 잘 알고 있습니다. 그러나 하나 더 덧붙이자면 포화지방산의 경우 우리가 섭취하는 탄수화물에서 전환이 가능하기 때문에 반드시 섭취해야 할 필수 영양소는 아닙니다.

원일 : 네, 잘 알겠습니다.

국통 : 제가 설명해줘야 하는데 질문을 많이 한 것 같습니다. 그럼 지금부터 구체적으로 설명을 해보도록 하겠습니다.

불포화 지방산은 필수 지방산인데, 오메가 분류법을 통해 대표적으로 나눈 것이 우리가 흔히 알고 있는 오메가-3, 오메가-6, 오메가-9라고 불리는 것들입니다. 오메가-3는 주로 고등어, 정어리, 청어 등 등푸른 생선과 아마씨, 아몬드 등에 함유되어 있는데 알파리놀렌산, DHA, EPA 등이 있습니다.

오메가-6는 달맞이꽃씨, 유채씨, 참깨, 옥수수 등에 함유되어 있는 것으로 리놀산과 감마리놀렌산 등이 있습니다.

오메가-9는 우리가 잘 알고 있는 올리브 오일 등이 있습니다.

여기서 한 가지 짚고 넘어갈 문제가 있습니다. 요즘은 이러한 기름의 질이 좋지 못하다는 것입니다. 예전에는 식물성 기름을 추출하는데 있어서 대부분 압착식(壓搾式)으로 기름을 얻었습니다. 하지만 이렇게 압착식으로 하면 효율이 떨어지는 단점이 있습니다. 그래서 요즘은 고열을 가해서 기름을 추출합니다.

기름은 열을 가하거나 공기의 접촉이 많아지면 산화가 빨리 일어납니다. 즉 썩은 기름이 된다는 것입니다. 이를 방지하기 위해 수소를 첨가하여 불포화 상태

를 포화상태로 만들어버리는데 이것이 한참 말이 많
이 나왔던 트렌스 지방입니다.

특히 대두나 옥수수는 지방 함유량이 일반 식물성유
에 비해서 부족하므로 이러한 제조방법을 많이 사용
하고 있습니다. 트렌스 지방은 잘 알다시피 동맥경화,
고혈압, 암 등을 유발하는 물질입니다.

원일 : 잘 알겠습니다. 스승님, 오메가-3, 6, 9의 효능에 대해
서 알고 싶습니다.

국통 : 네, 알겠습니다.

오메가-3, 6, 9는 수많은 효과로 여러 질환에 응용되지
만, 우선 우리는 암에 대해서 이야기를 하고 있기 때문
에 암에 발휘되는 효과부터 이야기를 해보겠습니다.

앞서 이야기했듯이 결국 우리는 병을 고치는 의사가
아니라 사람을 고치는 의사가 되어야합니다.

즉 현대 의학은 자꾸만 병을 고치려고 하니까 매번 병
을 앞서가지 못하고 병을 뒤에서 쫓게만 되는 것입니
다. 병을 고치려고 하면 절대로 병을 앞서가지 못하고
이기지 못하게 되어 있습니다.

현재 5,500여개가 넘는 질환 중에서 고칠 수 있는 질
환은 얼마 안 됩니다. 결국 병이 생기지 않도록 몸을
만들어야 하며, 병이 생겼을 때는 병이 스스로 나갈
수 있게 몸을 만들어야 합니다.

그렇기 때문에 암에 대해서도 암 자체에 대해서 고민하는 것이 암을 가지고 있는 몸 스스로가 이겨 낼 수 있게 만드는 것을 고민해야 합니다.

그런 의미에서 보자면 엄밀히 말해서 오메가-3, 6, 9가 암 세포에 직접적인 역할을 한다고 보기는 힘듭니다. 그렇지만 세포 생명력이라는 의미에서 보자면 무척 중요한 역할을 합니다.

앞서 말한 것과 같이 세포막은 물과 기름으로 이루어져 있습니다. 사실 엄밀히 말하자면 세포막은 인지질로 필수지방산이라고 보기는 힘듭니다. 그렇지만 이 인지질은 불포화지방산을 함유하고 있기 때문에 서로 밀접하게 연관성을 갖고 있다고 할 수 있습니다.

기본적으로 세포벽은 쉽게 오염됩니다. 세포벽이 오염되면 영양대사가 투과가 안 됩니다. 그렇게 되면 쉽게 말해 기운이 빠지게 됩니다. 암 환자는 기운이 빠지면 치료를 포기해야 합니다.

암 환자가 기운이 빠지거나 체온이 떨어지는 것은 어떠한 일이 있어도 나타나지 않게 해야 치료가 가능합니다. 그런데 만일 세포벽이 자꾸 오염이 되어서 영양대사가 원활히 이루어지지 않는다고 할 때 암환자에게는 치명적일 수 있습니다.

그래서 오메가-3, 6, 9와 같은 필수지방산을 공급해줘야 여기에 포함되어 있는 인지질이 원활히 공급되어지게 됩니다.

원일 : 잘 알겠습니다. 스승님, 좀 더 쉽게 설명해주면 안되
겠습니까?

국통 : 알겠습니다. 조금 더 쉽게 설명해 보겠습니다.
예를 하나 들어보겠습니다. 자동차가 있습니다.
성능 좋은 자동차에 고급유를 충분히 넣고 출발하려
고 합니다. 그런데 엔진 오일이 없으면 어떻게 되겠습
니까? 또한 레지에이터에 냉각수가 없어서 냉각을 할
수 없으면 차는 어떻게 갈 수 있겠습니까?
결국 아무리 좋은 차에 좋은 연료를 넣어도 그 밑바탕
이 이루어져 있지 못하면 아무짝에도 쓸모가 없는 것
입니다. 여기서 엔진오일은 오메가-3, 6, 9이고, 레지
에이터 냉각수는 물이 되겠습니다. 이제 좀 이해가 됩
니까?

원일 : 네, 이해가 잘 됩니다.

국통 : 한 가지 더 말해 본다면 오메가-3, 6, 9를 먹으면 기운
이 난다고 했습니다. 이러한 것은 세포벽에 관련된 이
야기만이 아니라 경험적으로만 보더라도 알 수 있는
데, 기름을 많이 먹는 그리스, 이탈리아, 스페인 사람
들만 봐도 무척 열정적이며, 활기차게 움직입니다.
결국 기운이 좋기 때문에 그렇습니다. 중국인들도 기

름을 무척 많이 먹는 민족인데 그들을 잘 살피면 밤새
워서 놀고도 다음날 아무렇지도 않게 일을 하는 것을
볼 수 있습니다. 그것은 바로 기름의 힘입니다.

또 재미있는 사실은 기름을 많이 먹는 민족은 혈액형
이 B형은 거의 없고 대부분 O형을 나타낸다는 것입
니다.

원일 : 네, 잘 알았습니다. 스승님, 또 다른 효과에 대해서 알
고 싶습니다.

국통 : 대부분의 사람들이 알고 있는 것처럼 오메가-3, 6, 9
는 혈관청소 즉 고지혈증이나 동맥경화, 고혈압에 효
능이 있는 것으로 알려져 있습니다.

하지만 요즘 대부분의 사람들은 오메가-3만 되어 있
는 것을 먹는 경우가 많은데, 그렇게 하면 그 효과를
다 체험하지를 못합니다.

실제로 오메가-3는 혈관 벽에 붙어있는 기름찌꺼기
를 밖으로 밀어내는 효능이 있지만 오메가-3 혼자만
으로는 힘이 약합니다. 그래서 오메가-6가 붙어야 힘
이 강해지고 충분해집니다.

또 오메가-9은 여기에 가속력을 붙여주기 때문에 진
정한 효과를 보기 위해서는 오메가-3, 6, 9가 항상 같
이 다녀야 좋은 효능을 볼 수 있습니다.

그리고 오메가-3, 6, 9로 효과를 볼 수 있는 질환들을

더 말해주면 류마토이드 질환을 완화시키고 정신분열증이나 우울증 등 정신질환에도 활용이 가능합니다. 위염, 위궤양, 장염 등의 소화기계 염증이나 궤양에도 효과가 있습니다.

생리통과 불임에도 효과가 있다고 보고되고 있고 면역력을 증강시켜 바이러스 질환에도 도움이 됩니다. 이처럼 오메가-3, 6, 9는 꽤 광범위하게 여러 질환에 효과를 발휘합니다.

원일 : 네, 잘 알았습니다. 정말 오메가-3, 6, 9는 그 활용도가 매우 넓군요.

국통 : 그렇습니다. 이 오메가-3, 6, 9와 물만으로도 많은 질병을 고칠 수 있습니다.

이것만 잘 복용하여 일상생활 중에서 지켜준다면 건강한 삶을 살 수 있는 기초가 될 수 있습니다.

한 가지 더 알려준다면, 오메가-3, 6, 9중에서 특히 오메가-3의 경우 미국, 캐나다, 호주산이 많이 수입되는데 다들 알다시피 오메가-3는 생선에서 추출합니다. 그런데 등푸른 생선들은 중금속 오염이나 환경호르몬에 대한 문제가 되어 있습니다.

이 지역은 이러한 부분에 대한 규제가 없기 때문에 염려되는 부분이 있습니다. 그렇지만 노르웨이, 핀란드, 영국 등에서 생산되는 오메가-3의 경우는 규제가 엄격하여 이러한 부분들까지도 염려가 없습니다.

가격 차이가 많은 이유도 사실은 이러한 엄격함 때문이라고 하겠습니다. 또한 오메가-6의 경우 북미쪽에서 달맞이꽃 종자유를 쓰고, 유럽지역은 보라지꽃 종자유를 쓰고 있습니다. 실제로 달맞이꽃 종자유보다 보라지꽃 종자유가 효능면에서 조금 더 우수합니다. 이렇듯 같은 오메가-3, 6, 9라도 원료에 따라서 차이가 나고 이것은 바로 효능의 차이로 나타납니다.

원일 : 네, 잘 알겠습니다. 스승님, 그러면 다음으로 알려주실 것은 무엇입니까?

📖 **정리** : 좋은 기름은 우리 몸에 필수적이다. 그렇기 때문에 잘 먹는 것이 중요하며, 어떻게 먹느냐가 약으로 발휘될지 독으로 발휘될지를 결정한다. 특히 오메가 3, 6, 9의 경우 반드시 이 세 가지가 있어야 비로소 강력한 작용을 한다는 것을 알아야 한다.

5-4 미네랄

국통 : 그 다음으로 설명해 줄 것은 미네랄입니다.

원일 : 네, 스승님. 미네랄에 대한 고견을 듣고 싶습니다.

국통 : 우선 미네랄이 무엇인지부터 설명해주겠습니다. 일반
　　　 적으로 미네랄은 인체의 중요 영양소 가운데 하나로
　　　 광물성 물질을 말합니다.
　　　 대표적으로 칼슘, 칼륨, 인, 아연, 구리, 코발트, 마그
　　　 네슘, 철 등이 있습니다. 미량이 인체 내에 존재하지
　　　 만, 절대 없어서는 안 되는 물질들입니다.
　　　 사실 생리적인 면에서 미네랄은 무척 많은 일을 하고
　　　 있는 필수 요소이지만, 그 양이 미약하여 하는 일에
　　　 비해 천대받은 경향이 있습니다. 그렇지만 요즘 들어
　　　 서 미네랄의 중요성이 인식되어지고 있습니다.
　　　 미네랄은 생명의 시작이며, 반응이 시작되도록 하는
　　　 촉매제 역할을 하는 것입니다. 모든 유기화합물에서
　　　 화학반응은 촉매제의 역할이 없이는 반응이 일어나지
　　　 못하는 것과 같이 인체 내에서 대사 작용도 반드시 촉

매제의 역할이 필요합니다.

이 촉매제 역할을 하는 것이 바로 미네랄입니다.

미네랄은 촉매제만이 아니라 인체 내 모든 효소의 작용과 호르몬 작용도 미네랄이 동반되어야만 활성화가 가능합니다.

인체를 구성하는 성분 중에서 미네랄이 차지하는 것은 약 4% 정도인데, 실제로 활동하는 미네랄은 1%정도 밖에 안 됩니다.

그렇지만 극미량이라 할지라도 인체 내에 미네랄이 안 퍼져 있는 곳은 없습니다. 또한 미네랄은 노화와 관련이 있어서 미네랄이 풍부하면 세포 생명력이 좋아져 노화를 막아줍니다.

실제 예전부터 내려오는 보양식이나 좋은 보약들의 중추적인 성분들은 자체에 함유되어 미네랄이라는 것이 많이 밝혀진 상태입니다.

원일 : 네, 잘 알았습니다. 스승님, 미네랄에 대해서 좀 더 자세한 설명을 듣고 싶습니다.

국통 : 그러면 이번에는 모든 미네랄을 살펴 볼 수 없으니, 암과 관련된 대표적인 미네랄들만 알아보도록 하겠습니다.

원일 : 네, 알겠습니다.

국통 : 암을 고치는데 가장 중요한 미네랄이 무엇인줄 알겠
습니까?

원일 : 사실 미네랄에 대해서도 잘 모르는데 어찌 알겠습니
까?

국통 : 제가 무리한 질문을 한 것 같군요.
암을 고치는데 가장 중요한 미네랄은 칼슘입니다.
다만 모든 미네랄이 마찬가지이지만, 칼슘도 이온화
된 칼슘을 먹어야 합니다.
현재 건강식품으로 나오는 칼슘 제재 중에서 이온화
된 칼슘제재를 찾기는 쉽지 않습니다.
이온화되지 못한 칼슘을 복용하게 되면 소화 장애만
일으키지 소화 흡수가 안 됩니다.
다만 이온화되지 못한 칼슘이라도 구연산에 녹이면
초산칼슘화 되어서 소장막(小腸膜)을 통과해서 흡수
가 가능합니다.
칼슘은 필수 미네랄로 인체 내 함량에 따라서 신체 활
기에도 차이를 나타냅니다.
앞서 말한 봐와 같이 인체 내에는 체중의 약 4%정도
에 해당하는 미네랄이 있는데 그 중 2.2%가 칼슘미네
랄이니 미네랄 중에 칼슘이 차지하는 비중은 최고로
높습니다.

칼슘이 미네랄 중에서 제일 중요한 이유는 칼슘의 기능이 세포외액(細胞外液)의 pH(혈액에 있는 수소이온 농도) 조절에 관여하여 인체 내 영양분들이 대사작용에 적절하게 반응 할 수 있는 조건을 만들어 준다는 것입니다.

또한 세포내액(細胞內液)에서 칼슘의 작용은 세포분열, 세포 내 효소의 활성화, 그리고 세포 내 활성물질을 세포막을 통해 배출하는 등의 작용을 합니다.

사람의 혈청에서 칼슘은 보통 9~11mg/100ml 인데 칼슘은 아무리 먹어도 모자라게 되어 있습니다.

무슨 말이냐 하면 일상생활에서 칼슘 소모가 무척 많다는 것입니다.

예를 들어서 담배 하나를 피우면 약 25mg의 칼슘이 빠져나가게 됩니다. 그리고 소주 한 병을 마시게 되면 100mg이상 칼슘이 빠져 나갑니다. 이것만 봐도 소모되는 칼슘의 양은 무척 많습니다.

사실 술, 담배가 암을 일으키는 것은 부정할 순 없지만 엄밀히 따지고 보면 술, 담배가 암을 일으킨다는 것보다는 술, 담배로 인해서 신체 균형을 잃기 때문이라고 보는 것이 더 정확할지 모릅니다.

담배를 피우면 앞서 밝히는 바와 같이 엄청난 양의 칼슘이 빠져 나가고 또 폐가 건조해져 폐암이 온다고 봐야합니다.

만일 술, 담배를 하더라도 물을 잘 마시고, 기름을 잘 먹고 미네랄 보충도 충분히 잘하면서 몸의 균형을 잘 맞춰주면 담배나 술은 충분히 이겨낼 수 있습니다. 우리가 아직도 간과하는 하나는 암의 주요 원인이 스트레스라는 것입니다.

스트레스라고 하는 흔히 말하는 열 받는 상황이 되면 몸에서 칼슘이 1g이나 빠져 나옵니다. 이것은 사실 인체 내 함유량에 비하면 엄청난 양이 빠져 나오는 것입니다. 이 만큼 스트레스로 인해 인체 내 변화는 우리가 생각하는 것보다 큽니다.

스트레스로 인해서 칼슘이 빠져 나오지만 반대로 칼슘이 부족하면 스트레스를 쉽게 받게 됩니다. 그래서 화병은 칼슘 부족입니다.

또한 아이들의 주의력 산만, 정서불안 등의 증상도 다 칼슘 부족에 의해서 나타나는 것입니다.

암 환자는 칼슘과 칼륨, 나트륨의 균형이 맞아야 하지만, 칼슘이 부족하여 회복이 안 되는 암 환자는 고칠 길이 없습니다.

왜냐하면 앞에서 말한 바와 같이 칼슘이 부족하면 pH 조절이 안 되어서 계속 산성으로 가기 때문입니다. 실제로 암을 앓고 있는 사람들에서는 칼슘이 거의 없는 것으로 분석되고 있습니다.

혹자는 칼슘을 많이 먹으면 세포가 콘크리트화, 즉 경화된다고 말을 하는 경우가 있는데, 실제로는 그렇지 않습니다.

물론 폐암 환자의 경우 사망했을 때 해부를 해보면 폐 주위에 칼슘이 응집되어 있는 것을 볼 수 있습니다. 그렇지만 이런 것은 사망했을 때 이야기고, 살아 있을 때는 그렇지 않습니다.

우리 몸은 사망 직전에서야 마지막 비상사태로 칼슘을 모으기 시작합니다. 몸에 있는 뼈에서 칼슘을 다 녹여서 암 세포 주위로 향하게 합니다.

왜냐하면 보호막을 쳐서 암 세포가 활동하지 못하게 하기 위해서입니다.

그러나 이러한 작용은 생명이 끊어지기 바로 직전의 작용이기 때문에 실제 생명을 살리는데는 도움을 주지 못합니다.

세포 내외에서 칼슘의 작용은 무척 중요한데 특히 세포핵은 칼슘으로 이루어졌다고 해도 과언이 아닙니다. 만일 칼슘이 부족하면 세포는 한마디로 흐물흐물한 무기력한 세포가 됩니다.

우리나라 음식은 많은 사람들이 알다시피 세계적인 건강음식입니다.

그렇지만 칼슘만큼은 부족한 음식이 또한 우리나라의 음식입니다. 그래서 다른 나라에서 찾기 힘든 우리나라에만 유독 많은 화병이 바로 칼슘이 부족해서 나타나는 것입니다.

결국 암 환자에 있어서 칼슘은 무척 중요한 미네랄이 되며, 인체 내 칼슘 미네랄이 풍부하다면 암에 걸릴 확률도 그만큼 낮아지게 됩니다.

원일 : 네, 잘 알았습니다. 그다음으로 말해주실 미네랄은 어떤 것입니까?

국통 : 그 다음은 아연에 대해서 설명해 주겠습니다.
사람은 나이가 들수록 체온이 떨어집니다.
60대가 넘으면 평균 섭씨 36도를 유지하기가 쉽지 않아서 따뜻한 곳을 찾게 되고 차가운 음식을 싫어하게 됩니다.
물론 스트레스로 인한 열병으로 항상 가슴이 답답하고 덥다고 느끼는 분들도 있지만 이것은 병에 의한 것이지 생리적인 상황은 아닙니다.
일반적으로는 나이가 들수록 기초 체온이 떨어지게 됩니다. 나이가 들어간다는 것은 신체적 기능 저하가 나타나는 것을 말하는데, 이러한 이유는 결국 대사기능이 떨어져서 같은 양이 들어와도 예전처럼 활용을 못하게 되는 것입니다.
즉, 땔감은 있지만 이것을 아궁이로 넣어서 불을 지피지 못한다는 것입니다. 이러한 대사기능을 촉진하는 것이 미네랄이고 그 중에서 아연은 중요한 역할을 합니다.
우리가 먹는 음식들은 결국에 포도당으로 변환되어 에너지로서 역할을 하게 됩니다.

이러한 당에 불이 지펴지기 위해서는 세포내 미토콘드리아로 운반되어야 합니다.

하지만 당의 운반을 맡고 있는 인슐린이 기능을 다 하지 못하면 체내에 불을 지필수가 없는 것입니다.

이렇게 인슐린 작용이 안 될 때 아연은 인슐린 작용이 원활하게 되는 작용을 하게 됩니다.

결국 인슐린은 아연이 없으면 작용을 다 하지 못하게 되는 것입니다.

만일 우리가 아무리 당을 섭취해도 그 작용이 안 된다면, 결국 불을 지피지 못해서 몸은 차가워지고 맥이 빠져서 활동을 못하게 되는 것입니다.

실제로 당뇨병 환자들을 살펴본 결과 체내 아연이 없거나 상당히 부족한 상태임이 나타났습니다.

이와 같이 당뇨병 환자들에게서 아연이 필요하지만, 단백질과 킬레이트 된 흡수될 수 있는 아연을 찾지 못해 어쩔 수 없이 혈당강하제를 투여하게 됩니다. 그리고 혈당강하제의 부작용이 나타날까 두려워 식이요법을 강제사항으로 하고 있으니 당뇨병이 나을 수 있는 방법이 없는 것입니다.

원일 : 네, 스승님. 알겠습니다.

국통 : 조금 더 쉽게 설명해서 비유하자면 우리 몸이 집이고, 아연은 집을 짓는 인부라고 가정해서 설명해 보겠습

니다. 인부가 충분하고 건강해야 집이 잘 지어질 것입니다. 그런데 인부가 부족하고 힘이 없다면 그 집을 짓기가 원활하지 못할 뿐 아니라 고장이 나고 문제가 된 것을 수리도 못하고 결국에는 집이 무너지게 될 것입니다. 그만큼 아연은 미량이 존재하지만 없어서 절대로 안 될 중요 역할을 합니다.

원일 : 네, 잘 알겠습니다. 조금 더 아연에 대해서 설명해 주십시오.

국통 : 아연은 세포 DNA에도 관여합니다. 결국 암 세포는 DNA가 손상된 것인데, 아연이 없으면 이 손상된 DNA는 복구가 안 됩니다. 그래서 아연이 부족하게 되면 손상된 DNA세포가 점점 더 많아지게 됩니다. 아연은 성인기준으로 하루에 15mg정도가 필요합니다. 보통 우리 몸에 1.5~2.3mg정도의 아연이 함유되어 있는 것으로 추정됩니다.
아연이 많이 들어있는 식품으로는 우리가 잘 아는 굴이 있고, 한약재로는 굴 껍데기인 모려(牡蠣)라는 한약재가 있는데 이것은 이온화된 아연이 아니라서 인체 내 흡수에는 문제가 있습니다. 아연은 기본적으로 이온화되어 있지 않으면 소용이 없습니다.
한약재 중에서 이온화된 아연이 가장 많이 들어 있는 한약재는 녹용(鹿茸)입니다. 그 중에서도 우리가 흔히 말하는 상대(上代)에 많이 함유되어 있는데 국내산보다는 러시아나 추운 지방에서 생산되는 녹용에 함유량이 월등히 좋습니다. 그래서 녹용을 먹으면 키가 커질 수 있는 것입니다.

다시 말하지만, 암 환자들은 유전자가 손상을 당해 돌연변이로 가는 것입니다. 즉 유전자의 염기서열이 깨져서 된 것으로 암 환자가 극적으로 정상으로 돌아오는 것은 이 손상된 유전자가 수리가 다 되었다는 것을 뜻하는 것입니다.

암 환자는 아연을 하루에 25mg이상을 섭취해야합니다. 다만 단백질 혹은 젤라틴과 결합된 즉 소장막(小腸膜)을 통과해서 흡수될 수 있는 아연을 섭취해야 합니다.

또한 요즘 암 환자들에게 육식을 못하게 하는 것은 무척 잘못된 것입니다. 육식을 못하게 하는 것은 동물성 단백질을 통해서 아연을 흡수할 기회를 박탈하는 것입니다.

원일 : 네, 잘 알겠습니다.

국통 : 한 가지 더 설명해주자면 아연은 주색잡기에 능한 사람일수록 부족증에 빠지기 쉽습니다. 즉, 술을 마실 때 아연이 많이 빠져 나가고 특히 성생활 시 가장 많은 아연이 빠져 나갑니다.

아연을 간단하게 정리하자면, 아연은 성장에 도움을 주므로 성장미네랄이고, 피부트러블이나 피부를 맑게 해주므로 뷰티미네랄이며, 성기능과 성욕을 좋게 하므로 섹스미네랄입니다. 또한 전립선염과 전립선암도 다 아연이 부족해서 시작하므로 전립선 질환은 아연의 보충이 매우 중요합니다.

임신부의 경우 아연을 먹는 것이 좋습니다.

아이의 뇌 발달에 있어서 아연은 필수 요소입니다. 영아의 뇌 질환은 다 아연 부족에서 오는 것입니다. 한 가지 tip을 주자면 우리는 아이가 똑똑하고 건강하길 바랍니다. 즉 슈퍼베이비를 원하는데 이러한 슈퍼베이비를 갖기 위한 중요한 사실이 있습니다.

그것은 임신 후 절대로 성생활을 하지 말아야하는 것입니다. 아무리 좋다는 태교방법을 다 하더라도 이것을 지키지 않는다면 절대로 슈퍼베이비를 낳을 수 없습니다. 서양의학에서 임신 중 적절한 성생활은 문제없다고 하지만 절대로 그렇지 않습니다.

또한 백혈병 환자의 경우 정상인에 비해 10%밖에 아연을 갖고 있지 못합니다. 이러한 백혈병 환자에게 아연을 충분히 투여하여 정상인의 아연 수치로 올려놓으면 백혈병이 치유되는 경우도 있습니다.

원일 : 네, 스승님. 아연의 중요성을 잘 알았습니다.

국통 : 잘 알았다면 다행입니다.

원일 : 스승님. 그 다음으로 설명해주실 미네랄은 어떤 것입니까?

국통 : 이번에 알려줄 미네랄은 셀레늄입니다.
일반적으로 대부분의 사람들에게 셀레늄 미네랄이 부족한데, 그 이유는 농사를 지으면서 땅에 미네랄 공급을 하지 않으면서 연작을 하니까 땅은 미네랄 부족을 일으키게 됩니다.
이렇게 땅의 미네랄 부족은 결국 땅에서 나는 농작물을 먹고 사는 사람들의 미네랄 부족을 야기시키게 되는 것입니다.
셀레늄은 유황계(硫黃系) 화합물로 유황에 많이 함유되어 있는 미네랄입니다.
일반적으로 하루에 1,200mcg를 복용하는 것이 통상적입니다.
암 환자의 경우 2,000~2,500mcg를 복용하게 됩니다.
하지만 셀레늄을 과용할 경우 독성작용이 나타나게 됩니다. 하루 3,000mcg를 장기복용하게 되면 독성이 나타나게 됩니다. 단기복용 즉 한달 이내 복용하면서 하루에 5,000mcg 이상을 복용하면 단기독성이 나타나게 됩니다.
앞서 말했듯이 셀레늄은 유황계 화합물로 암 환자들

에게 좋다고 알려진 유황오리의 경우 결국에 셀레늄을 먹기 위함입니다.

셀레늄의 항산화(恒酸化) 작용은 비타민 E(토코페롤)의 1,970배 정도 높은데 아직까지 셀레늄보다 항산화 작용이 더 뛰어난 것은 없습니다.

한 가지 덧붙이자면 현재 일반적으로 먹는 합성화학 비타민, 미네랄의 경우 쉽게 말해서 완결형 미네랄입니다. 즉, 이러한 완결형 미네랄이나 비타민이 들어가게 되면 몸에서는 스스로 일을 할 필요가 없기 때문에 자체에서 비타민, 미네랄을 만들어내려고 하지 않습니다. 그래서 불안전한 미완결형 비타민 미네랄 즉 천연미네랄 비타민제재를 먹어야 합니다.

만일 이러한 천연비타민 미네랄을 먹지 않는다면, 건강하기 위해서 먹는 비타민 미네랄이 장기적으로 봤을 때는 오히려 건강을 악화시키는 요인이 될 수 있습니다.

췌장암 환자에게서 가장 중요한 미네랄이 셀레늄입니다. 이 셀레늄은 마늘에도 많이 함유되어 있습니다. 셀레늄 제재를 많이 먹으면 마늘 냄새가 나는 이유가 알리신 때문입니다. 셀레늄에 알리신이 함유되어 있어 마늘 냄새가 납니다.

우리가 육류를 먹을 때 마늘을 먹으라고 합니다.

이러한 이유는 동물성 단백질을 마늘이 내 몸에 맞게 아미노산의 재편성 효과를 내서 소화가 잘되게끔 해주기 때문입니다.

예전에 어떤 췌장암 환자의 경우 그 당시에는 제품화된 셀레늄을 구할 수 없었고 또한 경제 사정으로 특별한 치료를 할 수 없는 상황이어서 마늘만 구워서 가루로 낸 다음 수시로 먹게 했더니 지금은 암을 이겨내서 건강하게 잘 지내고 있습니다.

원일 : 네, 셀레늄도 암 환자에게 무척 중요한 미네랄이군요.

국통 : 그렇습니다. 미네랄에 대해서는 다음 기회에 더 하기로 하기로 여기서 마치도록 하겠습니다.

원일 : 네, 알겠습니다. 그렇다면 다음 중요 요소는 무엇이 있습니까?

　⊞ **정리** : 암 치료에 있어서 망가진 세포와 몸을 고치는 일꾼은? 바로 미네랄!

5-5 효소

국통 : 이번에는 효소(엔자임)에 대한 이야기를 하기로 하겠
습니다.

효소는 일종의 촉매제 역할을 하는 물질로 우리 몸에
서 없어서는 안되는 중요한 물질 중에 하나입니다.

우리는 생명유지를 위해서 항상 음식을 섭취해야만
합니다.

그렇게 섭취한 음식은 대사과정을 통해서 에너지로
전환되고, 이 에너지는 각각의 필요에 따라서 신체를
움직이게 하는 에너지로 쓰여 지든지, 아니면 신체방
어체계를 위해서 쓰여 지든지 등의 여러 생명활동을
위해서 쓰여 집니다.

특히, 혼히 알고 있는 3대 영양소인 지방, 단백질, 탄
수화물은 주력 에너지로 쓰여 지게 됩니다.

하지만 이러한 3대 영양소만 있다고 해서 바로 에너
지화 되어서 생명유지를 위한 요소로 쓰여 지지는 못
합니다.

우리 몸에서 필요한 에너지로 되기 위해서는 그 상황
에 맞게 적절한 조정이 필요합니다.

이러한 작용을 대사작용(代謝作用)이라고 하는데 이러한 대사작용이 일어나도록 해주는 것이 바로 효소의 작용입니다.

즉, 효소는 인체 생명 활동을 하기 위해서 절대로 필요한 중요 요소라고 하겠습니다. 그러므로 우리 몸에 효소가 없이는 생명활동을 할 수 없습니다.

원일 : 네, 잘 알겠습니다. 효소는 신체 활동의 촉매제로 이해하면 될까요?

국통 : 물론 단순히 촉매제(觸媒劑) 역할만을 하는 것은 아니지만, 그렇게 알아두면 쉽게 이해는 될 것입니다.

예를 하나만 들어보면, 우리가 밥을 먹으면 주성분인 탄수화물이 들어오게 됩니다. 이 탄수화물을 분해하기 위해서 효소의 작용이 필요합니다. 이 때 사용되는 효소를 우리는 아밀라제라고 부르는데 이것이 탄수화물 분해 효소입니다.

또한 단백질이 들어오게 되면 프로테아제라고 불리는 효소나 나와서 단백질이 아미노산으로 되도록 분해하는 역할을 합니다.

그리고 지방이 들어오게 되면 라파제라고 불리는 효소가 나와서 지방산이 되도록 분해하는 역할을 합니다. 이처럼 우리가 먹는 음식의 종류에 따라서 반응하는 효소가 다 각각 있습니다.

여러 종류의 음식이 한꺼번에 들어온다고 하더라도 바로바로 효소들이 반응을 하고 각각의 역할을 다 합니다.

그래서 효소의 종류가 수천 가지가 넘는 것입니다. 이렇듯 효소는 단순 촉매제 역할만을 하는 것은 아닙니다. 특정 기질에 따라서 특정 생화학 반응을 일으키는 생명력이 있는 촉매라고 생각하는 것이 더 맞을 것입니다.

원일 : 네, 잘 알겠습니다. 그러면 효소의 유무가 암과 어떤 관련성이 있습니까?

국통 : 그래요, 그렇다면 이번에는 효소와 면역력과의 관련성을 말해보도록 하겠습니다.

앞서 말했지만 결국 암이 생기는 원인은 냉기(冷氣)로 인한 면역력의 저하와 세포기능 부전이 오면서 생명력의 저하가 바로 암의 원인으로 보면 되겠습니다. 효소의 부족은 결론적으로 면역력 결핍을 야기시킵니다. 이러한 면역력 결핍은 모든 병의 근원이기도 하지만 결국은 암을 발생시킬 수 있는 중요 요인으로 작용합니다.

원일 : 스승님, 그렇다면 우리 몸에서 효소의 부족이 왜 오는지 알려 주십시오.

국통 : 그럼, 효소가 왜 부족해지는지에 대해서 말해보도록 하겠습니다.

효소는 현재 수천 가지 이상 있습니다.

그렇지만 이러한 효소를 자연스럽게 섭취한다는 것은 쉽지 않습니다.

왜냐하면 효소는 生(생) 것에 많이 들어있기 때문입니다.

특히 식물 등의 엽록소에 많이 들어있습니다.

그래서 요즘같이 생식(生食)을 거의하지 않고 화식(火食)을 하는 음식 습관에서는 갖가지 효소를 음식을 통해 섭취한다는 것은 간단하지 않습니다.

효소는 기본적으로 섭씨 37도에서부터 죽기 시작해 40도 정도가 되면 다 죽기 때문에 별로 남아 있지 않습니다.

결국 효소를 섭취하기 위해서는 야채는 되도록 생(生)으로 먹도록 해야합니다. 살짝 데치는 정도 이상으로 열을 가해서 먹는다면 결국 야채를 먹는 중요한 이유 중에 하나를 버리고 먹는 꼴이 됩니다.

좀 더 심하게 말하자면 야채를 푹 익혀서 먹는 것은 안 먹느니만 못합니다.

또, 효소가 부족해지는 이유 중에 하나는 다음과 같습니다.

대부분의 사람들이 기본적으로 일정한 양의 효소를

갖고 태어나게 됩니다. 그렇지만 일상생활을 하면서 어떻게 관리하느냐가 효소의 부족을 가져올지 아니면 효소의 충족을 가져올지 결정됩니다.

무슨 말이냐 하면 체력적으로 건강한 상태를 유지하는 즉, 한의학적 말하자면 기력(氣力)이 충족되고 좋으면 효소를 만들어내는 능력도 좋아지게 됩니다.

또 생식, 즉 야채 등을 생으로 적당히 먹어주면 효소는 항상 충족된 상태를 유지할 수 있습니다.

그렇지만 반대로 체력을 너무 많이 소모한다던지 아니면 생식을 거의 하지 않는다던지 야채를 먹는 양이 너무 적으면 효소가 몸에 필요한 분량이 생길 방법이 없습니다.

이러한 효소의 차이는 질병만이 아니라 수명에도 연관이 되게 됩니다.

간단한 예로 젊은 사람이 노인에 비해 효소 양이 30배 정도 많다고 합니다.

반대로 보자면 효소가 충분하면 신체 나이는 늙지 않는다는 뜻입니다.

그런 말은 즉 효소가 결국 사람들에게 정말 생명연장의 꿈이 이뤄지게 해주는 열쇠가 될 수도 있다는 뜻입니다.

효소가 인체 내에 충족하게 많으면 세포 생명력이 좋아지게 됩니다. 사람의 수명은 결국에 세포 생명력과 관련되어지므로 세포 생명력이 충만하면 그 만큼 수

명이 길어질 것이고 그렇지 못하다면 수명이 줄어들 것은 자명한 사실일 것입니다.

그럼 인체 내 효소가 낭비되는 원인 중에 중요한 사항 몇 가지만 보겠습니다.

스트레스, 단음식, 산화된 음식(기름에 튀긴 음식들), 가열하여 만들어진 육류, 담배, 술, 포화지방산이 들어간 음식, 음식첨가물이 많이 들어간 음식 등이 있습니다.

이러한 음식들은 일반 음식들보다 효소를 많이 소모하게끔 만들어서 결국에는 인체 내 효소의 부족을 일으키는 원인이 됩니다.

원일 : 잘 알겠습니다. 스승님. 그렇다면 효소를 보충하기 위해서는 어떻게 해야 합니까?

국통 : 앞서 밝힌 바와 같이 열을 가하지 않은 음식을 먹도록 노력해야 합니다.

야채는 되도록 생으로 먹고 육식을 할 경우에도 고기를 굽는 것 보다는 육회로 먹는 것이 더 좋습니다.

그리고 엽록소 제품을 먹는 것도 중요합니다.

요즘 많이 복용하는 클로렐라도 좋은 효소 보충식품이라고 볼 수 있습니다.

또한 식물내재 영양소라고 하는 파이토 케미칼의 복용은 무엇보다 중요합니다.

파이토 케미칼은 집에서도 쉽게 만들어 먹을 수 있습니다. 따라서 하루에 2~3컵 정도를 만들어서 먹으면 하루 필요한 분량의 효소는 충분히 보충할 수 있다고 볼 수 있습니다.

암 환자에게 파이토 케미칼의 복용은 중요합니다.

모든 푸른 잎에는 파이토 케미칼이 충분히 들어있습니다.

원일 : 네, 잘 알았습니다. 그렇다면 효소가 암을 어떻게 이겨 내도록 도와줍니까?

국통 : 암은 모두가 알다시피 치료가 매우 어려운 난치병입니다. 이 세상 누구도 암을 쉽게 치료할 수 있다고 자신할 수 있는 사람은 없을 것입니다.

그렇기 때문에 암이 발생되지 않도록 몸 관리를 잘하는 것이 제일 중요합니다.

만일 암에 걸렸다고 하더라도 치료방침을 잘 세우고 틀어진 몸의 균형을 바로 세워서 면역력을 극대화시키면 충분히 이겨낼 수 있는 질환이기도 합니다.

그런 면에서 효소는 암의 예방과 치료에 많은 도움을 주는 것이 틀림없습니다.

췌장의 프로테아제 효소나 위의 펩신 효소 등은 초기 암 세포를 찾아서 공격한다는 사실이 밝혀졌습니다. 또한 음식을 통해 들어온 단백질이 충분히 분해되지 못하면 소화기 내에서 부패를 초래해서 암모니아 대사물이 만들어지게 됩니다.

이러한 암모니아 대사물은 발암물질을 만들어 낸다고 알려져 있습니다.

만일 효소가 충분하다면 단백질을 충분히 분해시켜서 이러한 발암물질을 원천적으로 막을 수 있습니다.

또한 효소는 종양괴사인자(TNF)를 만들어낸다고 알려져 있습니다. 이는 췌장효소가 킬러 T-세포의 증식에 관여해서 종양괴사인자의 증가를 돕고 있기 때문입니다.

또한 췌장효소인 프로테아제는 암 세포의 단백질 코팅을 분해해서 암 세포가 죽게끔 하는 작용을 합니다.

그리고 항암요법을 시행할 때 효소 제재를 같이 사용하면 항암요법의 부작용도 적게하고 항암제 투여량도 줄일 수 있습니다.

또 암 세포가 전이해 가는 것도 막아주는 작용이 있는 것으로 알려져 있습니다.

이외에도 많은 효소들이 암 세포에 작용을 하는데 암 치료와 예방에 있어서 효소의 작용은 적지 않다는 것을 알아야합니다.

또한 재미있는 것 한 가지는 효소는 미네랄이 없으면 작용을 하지 못한다는 것입니다.

칼슘미네랄 하나가 효소 1천 가지를 활성화시킵니다. 결국 아무리 좋은 것 한 가지가 있어도 거기에 필요로 하는 요소들이 충분하지 못하다면 그 작용을 못합니다. 따라서 여러 가지 요소들이 어울려져 있어야만 그 작용을 충분히 이뤄 낼 수 있습니다.

마지막으로 요즘 건강식으로, 혹은 암 환자들에게 현미 쌀이 좋다고 하면서 현미 쌀을 많이 먹습니다.

그렇지만 효소의 측면에서 보자면 현미 쌀을 밥으로 해서 먹는 것은 효소를 다 죽인 밥을 먹는 거나 마찬가지입니다.

때문에 굳이 맛없는 현미 쌀을 먹느니 맛있게 쌀밥을 먹고 나중에 현미 쌀을 조금씩 생으로 먹는 것이 훨씬 좋은 방법입니다.

효소는 장에서 만들어지게 됩니다.

그러므로 장이 깨끗하고 건강해야만 효소도 잘 만들어지게 됩니다.

이는 청장연명(淸腸延命-장이 깨끗해야 생명이 연장된다-암을 이겨 낼 수 있다)이라 할 수 있습니다.

원일 : 네, 잘 알겠습니다. 그렇다면 효소 다음에 알려주실 것은 어떤 것입니까?

▣ 정리 : 암 치료에 있어서 가장 중요한 한 가지 요소만 고른다면 주저 없이 효소라고 할 수 있다. 그만큼 효소의 작용은 우리 몸의 건강을 유지하는데 없어서는 안될 중요한 요소라는 것을 잊어서는 안된다.

5-6 공기

국통 : 이번에 이야기해 줄 내용은 공기로, 이에 대해서 말해
보기로 하겠습니다.
다들 알다시피 공기는 맑고 좋아야 건강에 좋다는 것
은 두말하면 잔소리 일 것입니다.
그렇다면 좋은 공기는 무엇이겠습니까?

원일 : 글쎄요? 잘 모르겠습니다.

국통 : 이제부터 설명할 테니 잘 들어보십시오.
좋은 공기는 결국 산소의 양이 좌우하게 됩니다.
물론 공기는 산소만으로 이루어진 것은 아닙니다.
공기의 구성 성분을 살펴보면 질소가 가장 많은 %를
차지합니다.
그 다음이 산소, 그리고 아르곤, 이산화탄소, 네온, 헬
륨 등으로 이루어져 있는 것을 볼 수 있습니다.
또한 공기에서 산소량이 중요하지만 산소량이 많다고
무조건 좋은 공기라고 할 수는 없습니다.
적정량이 좋은 것인데 우리가 일반적으로 기분이 상

쾌해지고 좋은 공기라고 느껴지는 깊은 숲속의 경우에는 산소의 양이 24%까지 나옵니다.

그리고 일반적인 자연 상태에서는 21% 정도가 나옵니다. 그렇지만 서울 같은 대도시에는 18% 정도를 밑도는 경우도 있을 만큼 산소의 양이 적습니다.

원일 : 스승님, 그렇다면 서울 같은 대도시에는 암 발생률도 높고 치료도 힘들 것 같은데 맞습니까?

국통 : 그래요. 틀린 말은 아닙니다.

실제 조사에서도 대도시 가운데 공업도시에서 암 발생률이 높은 것은 사실입니다.

그렇지만 이는 단순히 공기에 관련된 것만이 아니라 스트레스 등 여러 가지 원인이 복합적으로 나타난 결과이기 때문에 공기만으로 판단하기는 힘듭니다.

사실 공기의 중요성은 공기의 산소량보다는 공기의 오염도로 좌우가 되는 것입니다.

또한 암 치료 있어서 산소량이 높은 곳이 치료효과에 있어 도움이 되는 것은 부정할 수는 없습니다.

그렇다고 대도시에서 치료를 못할 이유도 없습니다. 스스로 산소를 만들어 내면 간단하게 해결이 되기 때문입니다.

원일 : 스승님, 스스로 산소를 해결 한다는 말이 무슨 말씀입

니까?

국통 : 원래는 미네랄을 설명하는 부분에서 이야기를 했어야 하는 부분이지만, 이 미네랄이 체내 산소량을 증가시키는 효과가 있기 때문에 공기부문에 대해 말하고 있는 지금에서야 밝히게 된 것입니다.

원일 : 스승님. 어떤 미네랄입니까? 가르쳐 주십시오.

국통 : 알겠습니다.
그 미네랄은 바로 게르마늄이라는 물질입니다.
게르마늄이라는 것은 몸에 흡수가 가능한 유기게르마늄과 체내 흡수가 불가한 무기게르마늄이 있습니다.
우리는 유기게르마늄을 다루게 됩니다.
원일은 유기화된 게르마늄이 가장 많이 들어 있는 한약재가 무엇인지 알고 있습니까?

원일 : 스승님. 제가 어찌 알겠습니까? 알려 주십시오.

국통 : 유기화된 게르마늄이 가장 많이 들어 있는 한약재는 그 유명한 산삼입니다.
그 다음으로는 마늘에 많이 들어 있습니다.
게르마늄은 우리 몸에 들어와서 산소를 풍부하게 만들어 줍니다.

산소가 풍부해진다는 것은 한의학적으로 양기(陽氣)가 풍부해지는 것이고, 세포생명력이 좋아진다는 것과 연관이 있는 것입니다.

원일 : 네, 알겠습니다.

국통 : 게르마늄 성분이 우리 몸속에 들어가게 되면 게르마늄이 물, 즉 H_2O에서 수소 하나를 빼서 탈수소를 만들게 됩니다.
그렇게 되면 그 비워진 곳에 발생기 산소가 가서 채우게 됩니다.
그래서 결국 세포 하나 하나에 발생기 산소가 늘어나게 되는 것입니다.
체내에 산소가 충분하면 암 세포와 정상세포 사이의 전위차가 맞아떨어지기 시작합니다. 이렇게 되면 암 세포의 괴사가 나타나기 시작합니다.
특히 게르마늄을 쓰게 되면 감마나이프나 사이버나이프 등의 방사선 치료에 있어서 정상세포의 손상을 최소한으로 하게 하면서 암 세포만을 선택적으로 피폭하게 도와주는 역할을 합니다.
이러한 산소에 대해서 이야기를 해주며 혹자는 이런 질문을 합니다. 고압 산소치료를 하면 효과적이지 않겠느냐고 하지만 실제로 해보면 그렇지 않습니다.
몸 안에서 스스로 산소가 생겨서 치유하는 것과 밖에

서 억지로 인체 내로 넣어주는 것은 그 차원이 다르다고 하겠습니다.

왜냐하면 사람의 일반적인 호흡법에는 한계가 있기 때문에 급격히 산소량을 올리기가 쉽지 않을 뿐 아니라 실제로 인체 내로 잘 들어가지도 않습니다.

한 가지 예로 예전에 연탄가스 중독으로 쓰러졌을 때 고압산소 치료를 많이 했는데, 효율로 보자면 고압산소치료보다 유기게르마늄 10g을 쓰는 것이 더 효율적이고 효과적인 경우가 많았습니다.

원일 : 네, 잘 알겠습니다. 이번에 또 새로운 것을 알게 되었습니다.

국통 : 공기의 중요성을 이야기했는데, 공기 이야기에서 사실 공기보다 더 중요한 것이 있습니다.

원일 : 스승님, 무엇입니까?

국통 : 그것은 호흡입니다. 호흡은 사람이 생명을 유지하는 데 있어서 가장 중요한 생리활동입니다.

사람은 밥을 안 먹어도 1달 이상 버틸 수 있고, 잠을 안자도 일주일 이상 버틸 수 있습니다.

또한 물을 안 마셔도 3일 정도는 버티게 됩니다.

그렇지만 숨을 안 쉬면 어떻게 될까요?

5분 이상 버틸 수 있는 사람이 얼마나 있을까요?

물론 심장이 멈추면 더 빨리 사망에 이르게 되지만 이것은 우리 의지하고는 상관없이 움직이기 때문에 따로 생각하기로 하겠습니다.

그만큼 호흡이라는 것은 사람의 생명유지에 있어서 매우 중요한 작용을 하고 있습니다.

그럼에도 불구하고 그 호흡을 하는 방법에 대해서 제대로 알고 있는 사람들은 극히 일부라고 하겠습니다.

원일 : 그렇다면 스승님, 제대로 된 호흡법에 대해서 알려 주십시오.

국통 : 알겠습니다. 이번엔 호흡법에 대해서 알려주겠습니다.
사람들은 호흡을 흉곽을 움직여서 폐만으로 한다고 생각합니다.

물론 과학적으로는 맞는 말입니다.

그렇지만, 그러한 방식으로는 깊은 호흡으로 연결 될 수 없습니다. 깊은 호흡이 안 된다면 결국 몸속 산소량의 부족을 일으킬 수 있습니다.

사람의 가슴은 갈비뼈로 둘러싸여 있습니다.

갈비뼈 속에는 중요 장기인 심장과 폐가 있습니다.

그런데 한 가지 재미있는 것은 왜 가슴에만 갈비뼈가 있고 중요 장기가 있는 복부에는 왜 뼈로 둘러싸여 있지 않을까요?

원일 : 만일 복부에도 뼈가 둘러싸여 있다면 움직이기 힘들
지 않을까요?

국통 : 그렇지 않습니다. 배를 뼈로 감싸도 다 움직일 수 있
습니다. 다만 복부에 뼈가 없는 것은 숨쉬기 위해서
입니다. 즉 배로 숨을 쉬면서 들락날락하라는 뜻으로
복부에 뼈가 없는 것입니다.

원일 : 스승님, 그렇다면 단전호흡을 말씀하시는 겁니까?

국통 : 제가 말하는 호흡방법은 단전호흡을 말하는 것은 아
닙니다.
어찌 보면 비슷하겠지만, 단전이라고 표현하는 배꼽
아래 부분에 의념을 두고 하는 호흡법은 아닙니다.
암 환자나 난치병 환자들에게 단전호흡은 독약이 될
수 있습니다.
왜냐하면 단전에 의념이 너무 많이 들어가면 단전 부
위에서는 들락날락하면서 호흡이 잘 될지 모르나 반
대로 상복부에는 긴장도가 강해지게 됩니다.
그렇게 되면 전체적인 몸의 긴장도로 발전하게 되고
결국에 가서 질병을 악화시킬 수 있습니다.

원일 : 스승님, 단전호흡이 아니라면 어떤 방식으로 숨을 쉬

어야 합니까?

국통 : 어렵지 않습니다. 배 전체를 들락날락 하는 방식으로 호흡을 하면 됩니다.
의념은 배꼽에 두면 되지만 꼭 그렇게 하지 않아도 문제없습니다. 그냥 편하게 배만 움직이는 방법으로 숨을 천천히 쉬면됩니다.
우리는 원래 배로 숨을 쉬게 되어있는데 나이가 들면서 그 호흡방법을 잃어버리게 된 것입니다.
아기들이 숨 쉬는 것을 가만히 보면 가슴을 움직이지 않고 배로만 움직이면서 숨을 쉽니다. 즉 배꼽 숨을 쉬고 있는 것을 볼 수 있습니다.
대부분의 사람들도 사실 잠을 자는 시간, 즉 긴장을 다 내려놓고 편안한 상태를 유지하는 시간에는 배로 숨을 쉬고 있는 것을 볼 수 있습니다.
그렇지만 깨어나 일상생활을 하면서 몸의 긴장과 정신의 긴장으로 인해 그 호흡을 못하고 가슴만을 움직이는 기존의 호흡법으로 돌아가게 되는 것입니다.

원일 : 스승님, 그렇다면 배꼽 숨을 항상 쉬어야만 하나요?

국통 : 아닙니다. 그렇지 않습니다. 배꼽에 의념을 둘 필요는 없습니다.
그저 편안한 자세로 배로 숨을 쉰다는 생각 하나만 있

으면 됩니다.

그렇게 하다보면 자연스럽게 배꼽과 단전으로 호흡이 내려가게 됩니다. 그러면서 자연스럽게 호흡법이 완성되게 됩니다.

처음에는 아침에 일어나기 전 10분, 그리고 저녁에 자기 전 10분만 연습을 해보면 됩니다.

그렇게 해서 몸에 익히고 점점 그 배로 하는 호흡 시간을 늘려나가도록 하십시오.

그렇게 하다보면 일상생활에서도 자연스럽게 배로 하는 호흡을 할 수 있을 것입니다

특히 암 환자의 경우 이러한 호흡법을 몸에 익히게 되면 인체 내 산소량을 높이게 되고 세포 생명력을 올려주며, 양기(陽氣)가 충만하게 되니 암 세포와 싸워 이길 수 있는 원동력을 만들게 되는 것입니다.

또한 몸의 긴장도를 내려주고 마음의 정화도 일어나게 해줍니다.

원일 : 네, 스승님. 잘 알겠습니다.

국통 : 재미있는 방법 하나를 알려주겠습니다.

우리가 체했을 때 물 한잔을 마시고 배를 바닥에 깔고 배로 숨을 쉬도록 해보십시오.

그렇게 하면 긴장되어 있던 내장이 움직이기 때문에 체한 것이 곧바로 풀리게 됩니다.

이 처럼 배로 숨을 쉰다는 것은 매우 중요한 치유의 방법이 될 수 있습니다.

원일 : 네, 알겠습니다. 스승님. 다음에 꼭 해보겠습니다.

국통 : 그렇게 하십시오.

원일 : 스승님, 호흡법 다음에는 어떤 것을 알려주시겠습니까?

🔖 **정리** : 게르마늄과 제올라이트는 특히 방사선 치료를 하는 암 환자에게는 필수적이다. 방사선 요법으로 인해서 떨어지는 체력과 방사선 오염을 게르마늄과 제올라이트가 최소화 시키면서 몸을 최대한 힘들지 않게끔 해주는 역할을 한다. 이렇기 때문에 유기 게르마늄과 제올라이트를 방사선 치료를 하는 환자들은 되도록 같이 쓰면 하는 것이 좋다.

5-7 유기산

국통 : 이번에는 유기산에 대해서 알아보도록 하겠습니다.

원일 : 네, 알겠습니다. 스승님.
      유기산에 대해서 알려 주십시오.

국통 : 유기산에 대해서 알아보겠지만, 실제로는 구연산에
      대한 공부가 되겠습니다.
      유기산은 과일에 많이 함유되어 있습니다.
      과일에서 산미(酸味), 즉 신맛을 내는 주요 성분이 유
      기산입니다.
      유기산에는 사과산, 호박산, 수산 등이 있습니다.
      그 중에서도 구연산이 매우 중요하기 때문에 구연산
      에 대해서 알아보도록 하겠습니다.

원일 : 네, 알겠습니다.

국통 : 구연산에 대한 본격적인 연구는 독일태생의 영국의
      생화학자인 크레브스가 시작했습니다.

그는 1953년에 크레브스 사이클이라는 것으로 노벨상을 받았으며 본격적으로 연구가 이뤄졌습니다.

사실 이전에는 우리가 먹은 영양소가 어떻게 에너지로 전환되어서 생명유지에 필요한 열을 발생하고 생리활동을 하게 되는지 알지 못하였습니다.

그런 와중에 크레브스의 구연산 연구에 의해서 그 비밀이 밝혀지게 되었습니다.

우리가 먹게되는 영양소는 세포내 미토콘드리아에서 ATP(열)를 발생시키게 됩니다. 이 ATP를 활성화시키는 작용을 하는 것이 구연산의 작용입니다.

그래서 이러한 작용을 하는 것을 ATP사이클, 혹은 구연산 사이클이라고 합니다.

원일 : 네, 잘 알겠습니다. 스승님, 그렇지만 조금 더 쉽게 설명해주십시오.

국통 : 알겠습니다.

우리가 장작을 태울 때 한꺼번에 많이 태우면 같은 양의 장작으로는 얼마 못가서 꺼지게 될 것이고, 한꺼번에 태운 장작의 강한 화력에 잘못하면 태우다가 화상을 입을 수도 있습니다.

그렇기 때문에 적절히 적당량을 안정적으로 태워야 문제가 없게 됩니다.

그래서 우리 몸은 세포내에 100~1000개나 있는 미토콘드리아 속에 열을 ATP라는 것으로 전화시켜 저장해 두고 있다가 상황에 따라 ADP, AMP로 분해하여 열로 전환시키게 됩니다. 이 때 이러한 역할을 하는 것이 구연산의 작용이라는 것입니다.

또한 구연산의 작용은 완전 연소를 시키는 것이 있습니다.

원일 : 스승님, 완전연소라고 하면 어떤 것을 말씀하시는 것입니까?

국통 : 우리 몸은 젖산과 피르빈산에 의해서 疲勞(피로)라는 것이 나타납니다. 이 피로라는 것이 쉽게 말하면 결국 불완전 연소입니다.

장작을 태우는데 있어서 장작이 물에 젖어있거나, 불씨가 약하거나, 혹은 공기순환이 잘 안될 경우 불이 잘 붙지 않고 연기만 피어오르게 됩니다.

이런 것이 결국 몸의 피로라고 보면 됩니다.

이러한 불완전 연소의 상황을 구연산이 강력한 불씨를 넣어주거나, 공기순환을 활발하게 하여 완전연소의 상태로 만들어 주는 것입니다.

결과적으로 우리 몸의 피로물질인 젖산이나 피르빈산을 구연산은 완전 연소시켜서 없애버리는 역할을 한다는 것입니다.

원일 : 네, 스승님. 잘 알겠습니다.

국통 : 구연산의 작용 가운데 하나는 몸을 청소하는 기능입니다.
구연산은 불완전 연소 없이 완전 연소를 시키기 때문에 몸의 불순물을 청소하는 것과 같은 기능을 합니다.
그렇기 때문에 몸을 정화시키는 능력이 있는 것이죠.
이외에도 구연산은 동맥경화를 경감시키고, 고혈압, 당뇨에도 그 작용을 합니다.
몸을 완전 연소시키기 때문에 비만에도 탁월한 작용을 한다고 볼 수 있습니다.

원일 : 스승님, 이렇게 좋은 구연산을 어떻게 복용해야 합니까?

국통 : 알겠습니다. 그렇다면 이번에는 구연산을 복용하는 방법에 대해서 이야기해주겠습니다.
구연산은 약산성으로 되어있으며, 일반 식초에 비하여 그 산도는 1/3밖에 되지 않습니다.
구연산은 이렇게 약산성으로 되어 있음에도 불구하고 일반적으로 사람들은 구연산이 위염이나 위궤양을 유발하거나 이러한 질환을 갖고 있는 사람들이 복용하면 안 되는 줄 알고 있습니다.
그렇지만 사실은 그렇지 않습니다.

구연산은 위액의 1/180밖에 되지 않은 약산이기에 위와 같은 부작용을 일으킬 가능성이 적습니다. 다만 복용방법에 있어서 약간의 주의할 점은 있습니다.

구연산은 한꺼번에 많은 양을 먹을 필요는 없습니다. 하루 3회 복용을 하는데 한번 먹을 때 5g정도가 적당합니다. 그리고 식전에 먹기보다는 식후에 먹는 것이 더 효과적입니다.

그리고 굳이 구연산으로 먹지 않아도 됩니다.

구연산은 레몬에 많이 들어 있습니다. 특히 매실에 가장 많이 들어 있으므로 매실이나 레몬을 적당량 먹어도 구연산 섭취는 충분합니다.

다만 구연산이 처음에 먹기에는 너무 신맛이 강하므로 먹기 힘들 수 있습니다. 그럴 경우 꿀이나 조청을 같이 타 먹으면 신맛을 조절해기 때문에 먹기가 훨씬 수월한 편입니다.

구연산은 아주 빠르게 피로를 없애주는 작용과 체액을 정상적인 약 알칼리성으로 조절해주는 힘이 있다는 것을 잊어서는 안 됩니다.

원일 : 잘 알겠습니다. 스승님, 그렇다면 구연산과 암 치료와는 어떤 관련성이 있습니까?

국통 : 앞서 밝혔지만, 아무리 좋은 영양소를 먹는다고 하더라도 우리 몸에 유기산이 없으면 그 영양소를 에너지

화시키지 못합니다.

그렇게 되면 우리 몸에서 열이 빠져나가서 몸이 점점 식어지므로 냉증으로 바뀌게 될 것입니다.

한의학적으로 냉증은 음기를 말하는 것이고 음기는 종양의 활동을 도와주고 적체(積滯)를 쌓이게 하는 요소입니다.

즉, 충분한 구연산이 몸에 들어와서 우리가 먹은 영양소가 활성화되고 열(ATP)이 발생된다는 것은 양(陽)의 기운이 충만해지는 것이요, 면역력의 활성화를 말하는 것이므로 암 세포를 물리치는 주요 원동력을 갖게 된다는 것입니다.

결국 구연산과 같은 필수 유기산이 없이는 암 세포를 물리치기 힘들다는 것입니다.

원일 : 네, 잘 알겠습니다. 스승님, 이제 또 알려주실 것이 무엇입니까?

정리 : 우리가 섭취가 음식물이 최대한 에너지화(化) 돼서 발휘되게끔 해주는 것이 유기산, 즉 구연산이다. 구연산은 암 치료에 있어서 환자의 체력과 건강을 위해서 반드시 필요하다.

5-8 온열요법

국통 : 이번에는 온열 치료에 대해서 알려주도록 하겠습니다. 다르게 말한다면 원적외선 치료라고 설명할 수 있습니다.

원일 : 네, 스승님. 자세히 알려 주십시오.

국통 : 우리 몸에서는 알다시피 매일 3000~5000개의 암 세포가 만들어지는데, 암 세포는 정상세포의 복제 실수로 만들어 지게 됩니다.
즉, 정상세포는 유전정보를 갖고 있는 DNA에 의해서 세포복제가 이루어지는데 이 유전자의 잘못된 복제가 암 세포를 만들어내는 것입니다.
그러나 건강한 사람이라면 스스로의 면역력에 의해서 이 암 세포들이 파괴되기 때문에 질병으로 변환되지 못합니다.
하지만 우리 몸의 면역력이 떨어지게 되면 이 암 세포들을 다 죽이지 못하게 되고, 그렇게 살아남은 암 세포들은 시간이 지나면서 그 수가 많아져 암이라는 질병으로 발전되게 됩니다.

원일 : 네, 이 내용은 잘 알고 있습니다.

국통 : 그래요. 그렇지만 이러한 우리 몸의 정상적인 면역력
은 섭씨 36도 중후반에서만 충분히 발휘하게 됩니다.
만일 섭씨 1도만 체온이 떨어져도 면역력은 40~50%
정도 떨어지게 됩니다.

원일 : 네, 잘 알겠습니다.

국통 : 냉증 즉, 체온 저하는 만병의 근원이 되지만, 암의 근
원이 되기도 합니다.

원일 : 스승님, 냉증이 구체적으로 어떤 질병입니까?

국통 : 그렇다면 우선 냉증이라는 개념부터 말해주겠습니다.
냉증(冷症)은 말 그대로 몸이 차가워지는 질환을 말
하는 것으로 열증(熱症)의 반대개념입니다.
냉증이라는 것은 서양의학에서는 없는 개념입니다.
사실 한의학에서의 냉증은 상대적 개념으로 절대적인
수치로 보는 것은 아닙니다. 여기에서 냉증은 섭씨
36.5도 이하의 체온도 냉증의 개념에 속합니다.
냉증의 일반적인 증상을 보면 심장에서 가까운 곳은

크게 추운느낌을 받지 않지만, 심장에서 멀어진 팔, 다리에는 한기(寒氣)를 많이 느끼는 증상을 보입니다. 추운 겨울에 손발의 한기를 느끼는 것만이 아니라 여름에도 느끼며, 장갑을 끼거나 양말을 신어도 한기를 느끼는 것이 줄지 않고 계속적으로 추위를 느끼는 증세를 보입니다.

이러한 이유는 혈행(血行) 장애 때문입니다. 이것은 체온의 저하 혹은 바깥 기온이 내려가 모세혈관이 축소되면서 심장에서 보낸 따뜻한 혈액이 충분히 전달되지 못한 결과입니다.

원일 : 네, 스승님. 잘 알겠습니다.

국통 : 대부분의 암 환자들은 냉증 환자라고 해도 과언이 아닙니다. 대부분의 암 환자들은 체온이 섭씨 36도 이하이고 심한 경우 섭씨 35도 혹은 그 이하를 보이는 환자도 있습니다.

그만큼 암 환자들에게서는 저체온증과 손발이 냉한 냉증 환자들이 대부분이라는 것입니다.

원일 : 스승님, 그렇다면 저체온증 혹은 냉증이 생기는 원인 무엇입니까?

국통 : 그래요. 좋은 질문을 했습니다.

저체온증이나 냉증은 대부분이 생활습관의 문제라고 보면 됩니다.

요즘 사람들은 인스턴트 음식을 너무 많이 먹습니다. 인스턴트 음식을 자주 먹게 되면 지방이나 당분, 단백질은 필요 이상 많아지고 대신에 미네랄, 비타민 등이 부족하게 됩니다.

그렇게 되면 앞서 말한 바와 같이 효소의 작용에 문제가 생깁니다. 효소의 작용이 충분하지 못하면 ATP의 작용이 제대로 이뤄지지 않아서 냉증으로 가게 되는 것입니다.

또한 무리한 다이어트도 원인이 됩니다. 잘못된 다이어트는 결국 체내 영양 불균형을 이루게 되고 당연히 몸은 냉증을 나타나게 합니다.

이 뿐만이 아니라 스트레스도 냉증의 한 원인이 되며, 냉난방기의 부적절한 사용, 단음식의 과용, 운동부족 등도 냉증을 만드는 원인입니다.

하지만, 생활에서 가장 큰 원인이 있습니다. 그것은 무절제한 찬 음료나 음식의 과용입니다.

아침에 일어나서 냉수를 마시는 것은 우리가 절대로 하면 안 될 나쁜 습관 중에 하나입니다.

아침에 공복상태에서 냉수를 마시면 불을 지펴 움직이려고 하는 우리 몸의 양기(陽氣)를 한순간에 꺼버리는 행동을 하는 것입니다.

또한 찬 냉면의 과용이나, 찬 음료수, 혹은 얼음의 과용은 당장은 아니더라도 천천히 몸을 냉한 상태 즉 저체온증으로 만들고 있는 상황이라고 보면 정확할 것입니다.

원일 : 네, 잘 알겠습니다. 저도 되도록 차가운 음료나 음식은 지양(止揚)하도록 하겠습니다.

국통 : 그렇습니다. 너무 안 먹을 필요는 없지만, 즐길 필요도 없습니다.
체온 섭씨 1도가 내려가면 면역력이 40~50% 줄어들고 체온 섭씨 1도가 올라가면 암 세포를 죽일 수 있는 면역력이 상승하게 됩니다.
그러므로 체온을 최적의 상태로 유지하는 것이 중요합니다.
물론 암 환자의 치료에 있어서는 국소적으로 체온을 섭씨 1도 올리는 것만으로는 부족합니다.
체온 섭씨 1도를 올리는 것은 면역력을 올리는 간접적 치료 방법이지 직접적 암 치료 방법은 아닙니다.

원일 : 스승님, 그렇다면 암 세포를 직접적으로 이기기 위한 온열요법은 어떻게 해야 합니까?

국통 : 우선 몇 가지를 설명하고 넘어가겠습니다.
암 세포들은 혈행(血行)의 상태가 그리 좋지 못하니

다. 즉 신생혈관(新生血管)이 생기면서 암 세포를 먹여 살리는데 이 신생혈관이 일반적인 정상 혈관에 비해서 급하게 만들어져 혈관상태가 그리 좋지 못하다는 것입니다.

그래서 한번 온도가 올라가면 혈류장애로 인해서 쉽게 온도가 내려가질 못합니다. 또한 혈행장애가 생기니까 암 세포내 산소 부족도 생기게 됩니다.

그렇게 되어 암 세포 주위에는 산성(酸性) 물질이 많이 쌓이게 되고 암 세포 주위가 산성화되면 될수록 열에 대한 감수성이 예민해지므로 열에 의한 암 세포 파괴가 일어나게 됩니다.

하지만 반대로 정상세포의 경우에는 혈행이 정상적이고 산소 공급도 정상적이기 때문에 이러한 경우 열에 대한 조절 기능이 있게 됩니다.

그렇기 때문에 정상세포는 세포내 열 상승에 대해서 쉽게 조절이 가능하게 됩니다.

일반적으로 정상세포의 경우 섭씨 47도까지는 버틸수 있습니다. 그러나 암 세포의 경우는 섭씨 42도까지밖에 견디지 못합니다.

즉, 국소적으로 섭씨 42도 이상과 섭씨 47도 이하를 잘 조절한다면 암 세포는 죽이면서 정상세포에는 영향을 안주는 치료가 가능하다는 것입니다.

물론 이것은 암 세포가 있는 국소 부위를 말하는 것이지 전체 신체온도를 말하는 것이 아닙니다.

원일 : 스승님, 잘 알겠습니다. 그렇다면 어떤 방법으로 이러한 온열 치료를 할 수 있습니까?

국통 : 우선 온열치료에 있어서 중요한 것은 체온이 떨어지지 않게 하는 것입니다. 앞서 밝힌 체온이 떨어지는 나쁜 습관을 배제해야 합니다.

아무리 온열치료를 열심히 해도 차가운 음료나 음식을 먹으면 온열 치료를 하는 이유가 없어지게 됩니다. 또 땀을 적당히 내고 온열 치료 후에 선풍기나 에어컨 등으로 몸을 식혀버리면 오히려 안하느니만 못한 결과가 나옵니다.

그러므로 온열치료 이후에는 절대로 몸이 바로 식어버리게 하면 안 되고 자연스럽게 상온(섭씨 15~20도 정도)에서 서서히 원래의 온도로 가도록 하는 것이 중요합니다.

그리고 온열치료에 있어서는 반복 치료가 중요합니다. 왜냐하면 암 세포는 열에 민감하게 반응을 하지만 처음에는 그 열에 대한 저항력이 있습니다.

그렇지만 반복적인 치료를 하게 되면 그 저항력이 현저하게 약해져서 결국 암 세포를 파괴시킬 수 있게 됩니다.

대강에 대해서 설명하자면,
온열치료의 첫 번째는 뜸(炙) 요법입니다.

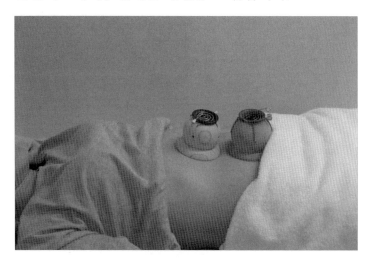

뜸 요법에 대해서는 잘 알고 있겠지만, 그래도 간략하
게 설명하겠습니다. 뜸 치료는 상당히 오랜 역사를 갖
고 있는 치료방법으로 광범위한 치료영역을 갖고 있
습니다.
온열요법의 시초이기도 한데, 다만 연기와 냄새로 개
인이 집에서 하기에는 한계가 있습니다.
또한 혼자하기에도 쉽지 않습니다. 정해진 혈(穴)자리
를 찾아야하기 때문에 한의사의 도움이 반드시 필요
한 요법입니다.
뜸 치료는 또한 국소적인 부분만 치료가 가능합니다.
광범위한 부분을 하기에는 역부족입니다.
그래서 암 치료에 있어서 간접적 치료방법으로만 사

용하고 직접적 치료방법으로는 사용하지 않습니다.
그 다음에는 온열매트를 이용한 방법이 있습니다.

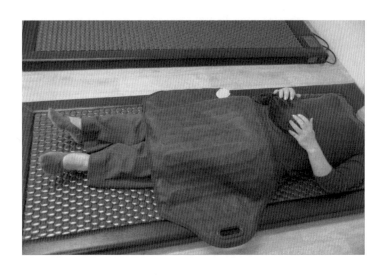

온열매트를 이용할 경우 뜸과 달리 연기와 냄새로부터 자유롭다는 것이고, 광범위한 부분까지도 열기를 전달할 수 있다는 장점이 있습니다.
다만 전자파에 대한 안정성이 확보된 제품으로 특히 섭씨 70도 이상 온도가 올라가는 제품을 이용해야 심부온도를 충분히 올릴 수 있다는 것을 알아야합니다.
온열매트를 사용할 때는 바닥에 하나를 깔고 누운 후 또 하나로 가슴과 배 부분을 덮어 앞뒤로 완전히 덥힌 상태를 유지하는 것이 좋습니다.
그래야만 충분한 효과를 볼 수 있습니다.
특히 온열매트를 사용할 경우 원적외선이 방출되는

제품이 훨씬 효과적입니다.

원일 : 스승님, 원적외선은 어떤 효과가 있어서 더 좋은 겁니까?

국통 : 우리가 눈으로 볼 수 있는 가시광선이라고 하는 것은 7개의 무지갯빛으로 나타납니다.
보라색에서 빨간색으로 갈수록 온도가 올라가는 것으로 알려져 있습니다.
이 빨간색, 즉 가장 온도가 높은 색 넘어 우리가 볼 수 없는 광선이 적외선입니다.
이 적외선은 파장의 크기에 따라 근적외선, 중적외선 등으로 나눠지는데 우리에게 좋은 원적외선은 전자파의 한 종류이며, 에너지파이기도 합니다.
원적외선은 공기와 상관없이 빛으로만 목적 부위에 도달할 수 있는 침투능력이 있고, 열을 낼 수 있는 발열작용도 있습니다.
또한 체내 깊숙이 들어가서 미세한 진동을 일으키는 공명작용도 있습니다.
결론적으로 원적외선은 체내 13~15cm까지 깊숙이 침투가 가능합니다.
신체 표면만이 아니라 근육, 신경, 장기, 혈관 등 거의 모든 인체 내 기관의 온도를 상승시킬 수 있는 작용을 합니다.

원일 : 스승님, 그렇다면 원적외선 요법이 다른 어떤 온열요
법보다 효율적이면서 좋은 결과를 보여줄 것으로 보
입니다. 맞습니까?

국통 : 맞습니다. 지금까지의 온열요법 중에서 가장 탁월한
효과를 내고 있습니다.
그렇지만 또 다른 치료법이 있습니다.
태양광에 가장 가까운 빛을 내어서 치료하는 종합가
시광선 치료법도 있고, 적외선기구를 통한 치료법도
있습니다.
그리고 치료용 카본전극을 이용한 광선치료법도 있습
니다.
이러한 광선치료법도 결국에는 인체 심부온도를 올리
기 위한 방법입니다.

원일 : 네, 잘 알겠습니다.

국통 : 원적외선 온열요법 중에서 제가 새롭게 개발한 방법
이 있는데 그 방법을 알려주겠습니다.

원일 : 네, 스승님. 감사합니다.

국통 : 사실 원적외선 요법이 암 치료에 있어서 도움이 많이

되는 것은 사실이지만 혁신적으로 암을 퇴치하는 것
은 한계가 있습니다.

그래서 제가 만든 치료 방법이 달굼요법입니다.

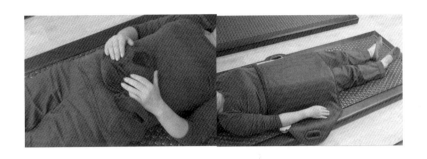

원일 : 스승님. 달굼요법에 대해서 자세히 설명해주십시오.

국통 : 앞에서 말한 바와 같이 온열매트를 사용하는 것은 치
료에 있어서 기본입니다.

그러나 병소를 직접적인 방법으로 온열 요법을 시행
해서 좋은 효과를 보기에는 한계가 있습니다.

그래서 달굼 돌을 만들어서 사용합니다.

돌이라고 표현을 했지만 실제 돌은 아니고 돌 모양처
럼 된 원적외선 온열기구입니다.

사용 방법은 병소를 위주로 사용합니다.

예를 들어 유방암의 경우 가슴에 달굼 돌의 온도를 섭
씨 70도까지 올린 후 병소에 올려놓습니다.

그렇게 되면 그 부위에서 뜨겁고 따가운 느낌이 올 것

입니다. 그럴 때 바로 떼지 말고 조금만 참아보고 떼어 보도록 합니다.
시간으로 따지면 뜨거운 느낌 이후 5~10초 정도면 됩니다.

원일 : 스승님. 그렇게 되면 피부가 화상을 입지 않나요?

국통 : 원적외선의 효과로 인해서 피부는 화상을 입지는 않지만 시간이 지날수록 피부가 검게 착색이 되는 것을 볼 수 있습니다.
그러나 걱정하지 않아도 됩니다.
이 달굼요법을 끝내고 1달 정도 지나게 되면 착색되었던 것은 다 빠져나가서 정상적인 피부로 돌아오기 때문에 문제될 것은 없습니다.

원일 : 네, 알겠습니다. 스승님.

국통 : 이 달굼요법에서 가장 중요한 포인트가 하나 있습니다. 그것이 무엇이냐 하면 뜨겁게 느낄 때 바로 떼지 않는다는 것입니다.
참기 힘들 정도로 뜨거움을 느낄 때 비로소 암 세포는 파괴되는 것입니다.
그렇기 때문에 뜨겁다고 바로 떼거나 한다면 달굼요법을 하는 이유가 없어지게 됩니다.

이렇게 순간을 참는 인내가 반드시 이 치료법에서는 필요합니다.

원일 : 네, 스승님. 명심하겠습니다.

국통 : 이러한 온열요법의 극대화를 위해서 달굼요법을 성실하게 하는 것도 중요하지만 한약을 통한 심부열(深部熱)을 올리는 방법도 중요합니다.
이러한 한약을 통한 신체의 온도를 올리는 방법은 서양의학에서 없는 방법이므로 무척 중요한 방법 가운데 하나라고 하겠습니다.
물론 모든 한약으로 열을 올릴 수 있는 방법이 아닙니다. 또한 병자의 상태에 따라서 쓰는 약이나 용량이 달라지기 때문에 신중하게 써야합니다.

원일 : 네, 알겠습니다.

국통 : 이번에는 달굼요법, 즉 온열요법이 암이나 질병치료에 좋은 이유를 한 가지 더 설명해 주겠습니다.

원일 : 네, 스승님.

국통 : 달굼 요법을 시행하면 열충격단백질(HSP ; heat shock protein)의 생산이 많아진다는 것입니다.

원일 : 열충격 단백질이라는 것이 무엇입니까?

국통 : 정상적인 세포가 온열요법에 의해 온도가 올라가면
그 스트레스로 인해 세포 스스로 만들어내는 단백질
을 말합니다.
이렇게 만들어진 열충격 단백질은 온열요법에 의한
열 스트레스로부터 세포를 보호하는 역할을 합니다.
또 엔돌핀 생성을 촉진시켜 통증을 줄여주는 역할을
합니다.
암 환자에게 있어서 통증 감소는 매우 중요합니다.
말기 암 환자의 경우 통증이 극심해서 몰핀 등 마약성
진통제를 많이 쓰는데 이러한 온열요법을 통해서 진
통제 사용량도 줄이고 통증도 줄일 수 있습니다.
이외에 NK세포 활성화를 시키고, 체내 인터페론 합
성을 증가시켜 인체 내 면역력을 향상시키는 등의 역
할을 합니다.

원일 : 네, 잘 알았습니다.

국통 : 지금까지 생명학이라는 것을 통해서 환자에게 보다
쉽게 암과 질병의 예방과 치료에 접근하는 방법에 대
해서 알려주었습니다.
부디 잘 활용해서 환자들에게 많은 도움을 주었으면

합니다.

다만, 이러한 생명학이 반드시 정답이 아니므로 서양의학적 처지가 필요하면 받아야 할 것입니다.

또한 이러한 생명학의 밑바탕에는 한의학적 음양관(陰陽觀)과 오행관(五行觀)이 있습니다.

그러나 모든 환자에 똑같이 적용될 수 없다는 것을 알아야 합니다. 관(觀)을 세워서 환자의 정기성쇠(精氣盛衰), 음양성쇠(陰陽盛衰)에 따라 응용하도록 해야 할 것입니다.

반드시 한의학적 치료 방법이 기본 바탕이라는 것을 잊어서는 안됩니다.

원일 : 네, 잘 알겠습니다.

앞서 한의학적 기본 치료 방법에 대해서 알려주셨는데, 좀 더 구체적으로 설명을 듣고 싶습니다. 스승님.

정리 : 온열 요법은 암 세포를 직접으로 사멸에 이르게 하는 방법으로 안전하게 치료하는 방법이다. 암 세포를 정상 세포에 비해서 열에 약하기 때문에 반드시 온열요법의 시행은 필요하다.

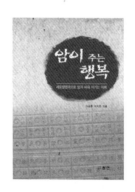

6. 한의학의 암치료

국통 : 이제 조금 더 구체적인 한의학적 치료 방법에 대해서 알려주겠습니다.

앞서 밝힌 바와 같이 한의학에서 암의 치료는 기본적으로 부정거사(扶正去邪)의 입장에서 치료에 임해야 합니다.

그렇지만 환자의 상태, 병의 양상, 암의 종류에 따라서 써야 할 처방이나 약이 무척 다양할 수 있습니다. 우선 한의학에서는 직접적으로 암(癌)이라는 병명으로 된 것은 없습니다.

대신에 옹저(癰疽)와 담음(痰飮)이라고 표현한 것이 현재의 암이란 병명을 대신한 것으로 판단됩니다.

병의 양상이나 진행이 현재의 암과 유사합니다.

옹저와 담음의 원인은 여러 가지가 있습니다.

그렇지만 결론적으로는 현재 암의 원인과 비슷한 기혈(氣血)소통의 문제와 냉증(冷症)으로 크게 나눠집니다. 거기에 칠정소상(七情所傷), 즉 심리적 스트레스로 나타난다고 보고 있습니다.

그에 따른 치료 방법을 보면 우리 모두에게 익숙해져 있는 《동의보감》의 내용을 우선적으로 알려주겠습니다.

《동의보감》에 있는 담음(痰飮)과 옹저(癰疽) 편에서 실제 임상에 사용해서 일정 부분 효험을 본 처방과 적용 가능한 처방들을 알려 줄 테니 찬찬히 살펴보도록 하십시오.

🔲 이번에는 담음(痰飮)에 대한 대략적인 설명입니다.

蓋津液旣凝爲痰爲飮. 而洶涌上焦, 故口燥咽乾, 流而之下, 則大小便閉塞, 面如枯骨, 毛髮焦乾, 婦人則驚閉不通, 小兒則驚癎潯搦, 治法宜先逐去敗痰, 然後看虛實調理(진액이 엉겨서 담이 되고 음이 되는데 이것이 상초에 치솟으면 입과 목이 마르고 하초로 내려가면 대소변이 막히고 얼굴도 윤기가 없어져 마른 뼛빛같이 되며 머리털이 마른다. 그리고 부인들은 월경까지 없어지고 어린이들은 경기나 경련이 생긴다. 치료는 먼저 묵은 담을 몰아낸 다음에 허실을 가려서 조리해야 한다).

🔲 다음은 ≪동의보감≫ 담음(痰飮)문에 있는 처방들입니다.

* 苓桂朮甘湯(영계출감탕) - 治痰飮 (담음을 치료한다) - 赤茯苓(적복령), 桂枝(계지), 白朮(백출) 등으로 처방 구성.

* 小調中湯(소조중탕) - 治一切痰火, 及百般怪病, 善調脾胃神效(모든 담화와 온갖 괴상한 병을 치료하고, 비위를 조리하는데 효과가 좋다) - 黃連(황련), 半夏(반하), 瓜蔞仁(과루인)등으로 처방 구성.

* 理中豁痰湯(이중활담탕) - 治膈上, 胃中熱痰, 最妙(횡격막 위와 위에 있는 열담을 제거하는데 최고로 좋다) - 人蔘(인삼), 白茯苓(백복령), 半夏(반하), 瓜蔞仁(과루인), 白朮(백출), 白芍藥(백작약), 黃芩(황금), 香附子(향부자) 등으로 처방 구성.

* 加味二陳湯(가미이진탕) - 治老痰, 燥痰, 熱痰(노담과 조담, 열담을 치료한다) - 橘紅(귤홍), 枳實(지실), 黃芩(황금), 白朮(백출), 貝母(패모) 등으로 처방 구성.

* 加味四七湯(가미사칠탕) - 治痰氣鬱結, 室碍於咽喉之間, 咯之不出, 嚥之不下, 謂之梅核氣者(담의 기운이 응결되어서 인후를 막았기 때문에 뱉어도 나오지 않고 삼켜도 넘어가지 않는 것을 매핵기라고 하는데 이를 치료한다) - 半夏(반하), 陳皮(진피), 赤茯苓(적복령), 天南星(천남성), 靑皮(청피), 厚朴(후박), 紫蘇葉(자소엽) 등으로 처방 구성.

* 控涎丹(공연단) - 一名妙應丹, 治痰飮流注作痛(일명 묘응단이라고도 한다. 담음이 왔다갔다하면서 통증을 일으키는 것을 치료한다) - 甘遂(감수), 紫大戟(자대극), 白介子(백개자) 등으로 처방 구성.

* 陶氏導痰湯(도씨도담탕) - 治痰迷心竅, 或似鬼祟 (담이 심규를 막아서 혹 사수증과 비슷한 증상을 치료한다) - 半夏(반하), 天南星(천남성), 陳皮(진피), 白朮(백출), 人蔘(인삼), 枳實(지실), 黃芩(황금), 黃連(황련) 등으로 처방구성.

* 六君子湯(육군자탕) - 治氣虛痰盛(기가 허하고 담이 성해진 것을 치료한다) - 半夏(반하), 白朮(백출), 白茯苓(백복령), 人蔘(인삼) 등으로 처방구성.

* 二陳湯(이진탕) - 痛治痰飮諸疾, 或嘔吐惡心, 或頭眩心悸, 或發寒熱, 或流注作痛(여러가지 담음병으로 인해 토하거나 메스껍거나 머리가 어지럽고 가슴이 두근거리거나 춥거나 열이 나거나 여기저기 왔다갔다 하면서 아픈 것을 두루 치료한다) - 半夏(반하), 赤茯苓(적복령), 甘草(감초), 橘皮(귤피) 등으로 처방 구성.

* 滾痰丸(곤담환) - 治濕熱痰積, 變生百病(습열과 담적으로 생긴 여러 가지 병을 치료 한다) - 大黃(대황), 黃芩(황금), 靑礞石(청몽석) 등으로 처방 구성.

☞ 이번에는 옹저(癰疽)에 대한 대략적인 설명입니다.

癰疽因陰陽相滯而生, 蓋氣陽也, 血陰也, 血行脈內, 氣行脈外, 周流不息, 寒濕搏之則凝滯而行遲, 火熱搏之則沸騰而行速, 氣得邪而鬱, 津液稠粘, 爲痰爲飮, 積久滲入脈中, 血謂之濁, 此飮滯陽而爲癰, 遂道阻隔, 或溢, 或結, 積久溢出脈外, 氣爲之亂, 此陽滯於陰而爲疽
(옹저는 음양이 서로 엉켜서 생긴다. 대체로 기는 양이고 혈은 음이다. 혈은 맥 안에서 돌고 기는 맥 밖으로 쉬지 않고 도는데, 한습이 침범하면 막혀서 더디게 돌아간다. 화열이 침범하면 끓어오르기 때문에 빨리 돌아가다가 사기를 만나서 한 곳에 몰리면 진액이 걸쭉해져 담이 되고 음이 된다. 이것이 오래되면 맥 속으로 스며들어가므로 혈이 흐려지게 된다. 이와 같이 음이 양에서 막혀서 옹이 된 것이다. 또 혈이 사기를 만나 한 곳에 몰리면 순행하는 경맥이 막혀서 혹은 넘치거나 맺혀서 쌓인 것이 오래되면 맥 밖으로 넘쳐 나와 기가 어렵게 된다. 이것은 양이 음에 막혀 저가 된 것이다).

☞ 다음은 ≪동의보감≫ 옹저(癰疽)문에 있는 처방들입니다.

* 托裏消毒散(탁리소독산) - 凡癰疽服此, 卽未成卽消, 己成卽潰, 能壯氣血, 使毒氣不致內攻, 肌肉易生

(여러 가지 옹저를 치료하는데 곪지 않은 것은 곧 삭게 하고, 곪은 것은 곧 터지게 하며, 기혈을 든든하게 하여 독기가 속으로 몰리지 못하게 하고, 새살이 쉽게 살아나오게 한다. - 金銀花(금은화), 陳皮(진피), 黃芪(황기), 天花粉(천화분), 防風(방풍), 當歸(당귀), 川芎(천궁), 白芷(백지), 桔梗(길경) 등으로 처방 구성.

* 加味十全湯(가미십전탕) - 治癰疽潰後, 補氣血, 進飮食, 排膿, 生肌 (옹저를 치료하는데, 터진 뒤에 기혈을 보하고, 음식맛이 있게하며, 고름이 나오게 하고, 새살이 살아나게 한다) - 黃芪(황기), 熟地黃(숙지황), 人蔘(인삼), 茯苓(복령), 芍藥(작약), 烏藥(오약), 五味子(오미자) 등으로 처방 구성.

* 桔梗湯(길경탕) - 治肺癰 (폐옹을 치료한다) - 桔梗(길경), 貝母(패모), 瓜蔞仁(과루인), 薏苡仁(의이인) 등으로 처방 구성.

* 凉血飮(양혈음) - 治心癰, 退潮, 止渴, 解熱, 能內消 (심옹을 치료하는데 조열을 없애고, 갈증을 멈추며, 열을 내리고, 속으로 삭게한다) - 木通(목통), 瞿麥(구맥), 荊芥(형개), 薄荷(박하), 白芷(백지), 瓜蔞根(과루근), 芍藥(작약), 麥門冬(맥문동) 등으로 처방 구성.

* 柴胡淸肝湯(시호청간탕) - 治鬢疽, 及肝, 膽, 三焦 風熱怒火, 以致而項胸乳脇肋腫痛寒熱 (빈저나 간, 담, 삼초에 풍열이 있거나 성내서 화기가 생겨 귀와 목과 가슴과 젖과 옆구리가 붓고 아프며 오한과 신열이 나는 것을 치료한다) - 柴胡(시호), 梔子(치자), 黃芩(황금), 人蔘(인삼), 川芎(천궁), 靑皮(청피), 連翹(연교), 桔梗(길경) 등으로 처방 구성.

* 十六味流氣飮(십육미류기음) - 治癰疽, 無名惡腫 等疾, 乃表裏氣血藥也(옹저와 원인 모를 악종 등을 치료하는데, 표, 리, 기, 혈중에 다 쓸 수 있는 약이다) - 人蔘(인삼), 當歸(당귀), 黃芪(황기), 桔梗(길경), 防風(방풍), 木香(목향), 桔梗(길경) 등으로 처방 구성.

* 射干湯(사간탕) - 治胃脘癰 (위완옹을 치료한다) - 芍藥(작약), 射干(사간), 梔子(치자), 茯笭(복령), 升麻(승마) 등으로 처방구성.

* 大黃牧丹湯(대황목단탕) - 治腸癰脈遲緊, 膿未成, 可下之 (장옹 때 맥이 지진하면 곪지 않은 것인데, 이 것을 설사시켜서 치료한다) - 大黃(대황), 芒硝(망초), 牧丹皮(목단피), 桃仁(도인), 瓜蔞仁(과루인) 등으로 처방 구성.

* 紫金錠(자금정) - 一名, 萬病解毒丹, 治癰疽發背, 諸腫諸瘤, 疔瘡惡瘡, 一切腫毒 (일명 만병해독단이라고 한다. 옹저, 등창, 여러 가지 헌데, 여러 가지 혹, 정창, 악창 및 일체 종독을 치료한다) - 五倍子(오배자), 山茨菰(산자고), 大戟(대극), 續隨子(속수자), 麝香(사향) 등으로 처방 구성.

이상과 같이 《동의보감》 중에서 암의 증상과 유사한 옹저와 담의 처방을 알아보았습니다.
다음으로는 傷寒論(상한론 - 중국 춘추전국시대의 의서)과 《동의보감》에 있는 처방 중 암 치료에 활용 가능한 처방을 알려주겠습니다.

* 胃癌(위암) - 蔘朮健脾湯(삼출건비탕)을 위주로 하면서 적절한 加味(가미)를 한다. - 人蔘(인삼), 白朮(백출), 桔梗(길경), 丁香(정향), 茯苓(복령), 厚朴(후박), 陳皮(진피), 山查(산사), 枳實(지실), 芍藥(작약), 白荳蔲(백두구), 砂仁(사인), 神曲(신곡), 麥芽(맥아) 이외에 환자상태와 병의 경중(輕重)에 따라서 가미를 할 수 있습니다.

* 肝癌(간암) - 大柴胡湯(대시호탕)에 加味(가미)를 해서 활용한다. - 柴胡(시호), 瓜蔕(과체), 黃芩(황금), 芍藥(작약), 半夏(반하) 등을 가미 할 수 있습니다.

* 肺癌(폐암) - 補肺湯(보폐탕)에 加味(가미)- 芍藥(작약), 桔梗(길경), 生地黃(생지황), 乾地黃(건지황), 當歸(당귀), 川芎(천궁), 半夏(반하), 茯笭(복령), 葛根(갈근), 甘草(감초).

* 腦腫瘍(뇌종양), 腦癌(뇌암) - 葛根湯(갈근탕)에 加味(가미) - 葛根(갈근), 麻黃(마황), 生薑(생강), 大棗(대추), 芍藥(작약), 天麻(천마), 細辛(세신), 茯笭(복령).

* 乳房癌(유방암) - 逍遙散加味(소요산가미) 처방 - 當歸(당귀), 芍藥(작약), 白朮(백출), 柴胡(시호), 梔子(치자), 甘草(감초), 乾薑(건강), 生薑(생강), 薄荷(박하), 黃芩(황금).

* 子宮癌(자궁암) - 溫經湯(온경탕)에 加味(가미) - 芍藥(작약), 半夏(반하), 當歸(당귀), 川芎(천궁), 人蔘(인삼), 牧丹皮(목단피), 甘草(감초), 吳茱萸(오수유), 梔子(치자) 등.

* 膽囊癌(담낭암) - 加味溫膽湯(가미온담탕) - 半夏(반하), 陳皮(진피), 枳實(지실), 竹茹(죽여), 麥門冬(맥문동), 五味子(오미자), 人蔘(인삼), 鹿茸(녹용).

* 膵臟癌(췌장암) - 加味龍膽瀉肝湯(가미용담사간탕) - 龍膽草(용담초), 梔子(치자), 甘草(감초), 薄荷(박하), 人蔘(인삼), 防風(방풍), 澤瀉(택사), 車前子(차전자) 등.

* 大腸癌(대장암) - 大黃牧丹皮湯(대황목단피탕)에 加味(가미) - 大黃(대황), 牧丹皮(목단피), 桃仁(도인), 芒硝(망초), 人蔘(인삼), 草豆蔲(초두구), 白荳蔲(백두구), 黃芪(황기) 등.

* 直腸癌(직장암) - 桃核承氣湯(도핵승기탕)에 加味(가미) - 桃仁(도인), 甘草(감초), 芒硝(망초), 大黃(대황), 桂枝(계지), 何首烏(하수오), 半夏(반하), 生地黃(생지황) 등.

이외에 보중익기탕(補中益氣湯), 십전대보탕(十全大補湯), 팔미지황환(八味地黃丸), 사군자탕(四君子湯), 팔진탕(八珍湯) 등을 활용해서 암 환자에게 투약할 수 있습니다.
하지만 우선적으로는 그 암에 대해서 매여 있어서는 제대로 환자의 상태를 볼 수는 없습니다. 그렇기에 사진법(四診法)을 통해서 상하좌우(上下左右) 음양(陰陽)의 균형에서 무엇이 잘못되었는지를 찾아야하며,

혹시라도 표증(表證)이 있는 환자의 경우는 반드시 표증을 해결해주고 치료에 임해야 실수가 없을 것입니다.

그런 면에서 제가 알려준 처방이라도 함부로 응용해서는 안되고, 환자의 상태, 병의 진행상황을 면밀히 살펴서 신중히 처방을 응용해야 할 것입니다.

또한 생명학에서 다룬 방법을 같이 잘 융합해서 활용한다면 금상첨화라고 하겠습니다.

원일 : 스승님, 잘 알겠습니다. 그렇지만 저는 진양을 올리는 처방이나 약재에 대해서도 알고 싶습니다.

국통 : 알려주는 것은 어렵지 않으나 반드시 신중에 신중을 더해서 써야 할 것입니다.

진양을 올리는 처방이나 약재들은 그 약성이 강하기 때문입니다.

우선, 원일도 附子(부자), 川烏(천오), 草烏(초오) 등을 잘 알 것입니다.

원일 : 네, 잘 알고 있습니다. 그렇지만 이러한 약재들은 독성이 강해서 쓰기 힘들다고 알고 있습니다.

국통 : 맞습니다. 이러한 약재들은 大熱大毒(대열대독)한 약재들입니다. 그렇지만 약재의 독성만을 이해한다면

그것은 약재의 일면만 본 것입니다.

以毒治毒(이독치독 - 독으로 독을 치료한다)이라는 말을 들었을 것입니다.

즉 심리독으로 생긴 암을 이러한 독성이 있는 약재로 치료를 한다는 것입니다.

이것이 결국 진양을 올리는 것이고 진양을 올리는 것이 암을 치료하는 것입니다.

이외에도 巴豆霜(파두상), 吳茱萸(오수유), 花椒(화초) 등의 약성이 강한 약재들이 결국에 진양을 올리는 중요 약재입니다.

또한 이러한 약재가 들어간 처방들이 진양을 올리는 처방이라는 것을 알아야 합니다.

다만 앞서 밝힌 바와 같이 약성이 강하기 때문에 신중에 신중을 더해서 환자에게 투여해야만 정말 좋은 효과를 볼 수 있습니다.

또한 이러한 약재들과 더불어 진양을 올리는 신비한 약재들이 많이 있습니다.

그러나 맥과 복진 등의 진단방법에 대해 능통하며, 약성에 대해서도 충분한 지식이 있어야 하므로 상당기간 수련이 필요합니다.

원일 : 네, 스승님. 잘 알겠습니다.

스승님, 제가 들은 바로는 스승님께서는 앞서 밝힌 처방 이외에 암을 치료할 수 있는 처방을 스스로 만드셨다고 들었습니다.
일종의 천연 항암제라고 하는데, 이것이 무엇인지 알
수 있습니까?

국통 : 그렇습니다. 선대로부터 내려오는 많은 비법과 그동
안의 많은 경험을 통해서 만들어낸 칠묘단(七妙丹)이
라는 처방이 있습니다.

원일 : 스승님, 그렇다면 그 칠묘단이라는 처방에 대해서 알
고 싶습니다.

국통 : 그렇다면 이번에는 칠묘단이라는 처방에 대해서 설명
해 주겠습니다.

원일 : 네, 알겠습니다.

국통 : 칠묘단은 앞서 밝힌 바와 같이 암을 치료하고 진양을
올리기 위해 쓰는 부자, 초오, 파두, 천오, 녹용, 산삼
등의 약재들은 약성이 강하다보니 그 효과를 보기 위
해서 단독으로 쓴다는 것은 무리가 있습니다.
또한 암 환자들의 경우 몸의 상태 및 병의 양상이 급
박하게 변화되는 경우들이 많이 있습니다.
이러한 경우에 대응하기 위해서 일률적으로 정해진
처방으로는 치료할 수 없습니다.

원일 : 네, 그럴 것 같습니다.

국통 : 그러다 보니 약재를 여러 종류로 만들어서 상황에 따라 유연하게 처방해야합니다.
그래서 7가지의 방제방법을 사용하였습니다.
그것이 우리가 말하는 칠묘단이 된 것입니다.

원일 : 스승님, 한 가지 궁금한 것이 있습니다.
한약은 기본적으로 탕제를 많이 쓰는 것으로 알고 있습니다.
그런데 스승님은 탕제 대신에 환제를 주로 쓰시는 것 같습니다.
그 이유는 무엇입니까?

국통 : 네, 알려주겠습니다.
우리가 일반적으로 알고 있는 한약의 복용방법은 크게 나누어서 탕제, 환제(알약), 산제(가루약) 이렇게 3종류로 나누어집니다.
그중에서도 대부분 한약이라고 하면 탕제를 말합니다. 그렇지만 탕제는 오랜 시간 달여야하는 번거로움이 있고 유효 성분을 충분히 빼내기 힘든 경우도 있습니다.
그리고 방향성 약재가 들어가는 처방의 경우에는 달

이는 과정 중에 유효 성분이 사라지는 경우도 일부에서 있습니다.

또한 산제의 경우에는 환제보다 복용하기 힘든 경우가 있습니다.

특히 암 환자들의 경우 복용하기가 더 힘든 경우가 있습니다.

산제의 경우 단일 약재들은 경우에 따라서 복합 처방 형태(예를 들어 감초, 인삼 등의 여러 약재를 한꺼번에 다 넣어서 만드는 것이 아닙니다. 감초는 감초대로 인삼은 인삼대로 만들고 경우에 따라서 용량을 달리하여 환자들에게 처방하는 방식)로 만들어야하는데 이 또한 쉽지 않습니다.

이와 달리 환제는 단일 약을 복합 처방 형태로 만들기도 어렵지 않고, 복용도 비교적 수월합니다.

또한 환제는 경우에 따라서 전탕을 하여 탕약처럼 복용도 가능합니다.

그렇기 때문에 환제 처방을 위주로 하고 탕제는 기본을 채우는 방식으로 치료하게 됩니다.

원일 : 네, 잘 알겠습니다. 그렇다면 칠묘단에 들어가는 약재들을 알 수 있겠습니까?

국통 : 어렵지 않습니다.

앞서 밝힌 바와 같이 주로 들어가는 약재들은 녹용,

산삼, 천오, 초오, 부자 등이 들어갑니다.

다만 이러한 약재가 주제이긴 하나, 이 약들은 대부분 약성이 강한 약재들이기 때문에 이 약성을 조화롭게 하기 위한 약재들이 같이 들어가게 됩니다.

즉 한약을 처방하는 방제학적 처방에 입각하여 군, 신, 좌, 사(君, 臣, 佐, 使)를 잘 맞춰 처방하게 됩니다.

원일 : 스승님, 칠묘단의 주제(즉, 군君)는 다 알겠습니다. 그렇다면 거기에 맞게 신, 좌, 사(臣, 佐, 使)는 어떤 것이 있습니까?

국통 : 칠묘단에 들어가는 주제 이외의 신, 좌, 사를 말하는 것은 쉽지 않습니다.

왜냐하면 모든 사람이 같지 않은 것처럼 같은 암이라 하더라도 그 사람의 병의 상태와 현재 몸의 상태는 다 제각각입니다.

그렇기 때문에 대강의 신, 좌, 사는 있을 수 있지만, 세밀하게 들어가서는 그 상황에 맞게 대처해야만 합니다. 그래서 지금 여기서 알려주는 것은 큰 의미가 없습니다.

앞으로 공부를 더 깊게 하면서 알아 가는게 더 좋습니다. 또한 그 길잡이는 제가 해줄 것입니다.

다시 한 번 강조하지만 이와 같은 천연항암제의 효과는 매우 커서 지금까지 알고 있는 서양의학에서 쓰고 있는 항암제(일부 항암제는 한약에 그 기반을 두고 있다)에 뒤질 것이 없습니다.

그렇다고 쉽게 접근해서 사용할 수 있는 약재들도 아닙니다.

왜냐하면 결국 이러한 약재의 활용은 의술의 심도를 나타내는 척도로 볼 수 있기 때문입니다.

즉, 심도 있는 의술을 바탕으로 두지 않고는 이러한 약재를 자유자재로 쓸 수는 없습니다.

그렇기 때문에 이러한 약재들은 천연항암제의 시대를 여는 중요한 약재들이라고 할 수 있으나, 쉽게 접근해서 할 수 있는 것은 아닙니다.

한 가지 덧붙이자면, 결국 진양을 올리는 약재의 활용 능력을 키운다는 것은 단순히 진양을 올리는 방법만을 터득하는 것이 아니고 진기, 진음, 진혈을 올리는 방법을 터득하는 것입니다.

또한 앞으로 새롭게 생길 원인불명의 질환과 여러 가지 유행성 질환을 치료할 수 있는 능력이 있다는 것임을 알아야 합니다.

결국 진양을 통해서 거의 모든 질환을 다룰 수 있다는 것입니다.

원일 : 네, 스승님. 감사합니다.

국통 : 지금까지 암의 원인과 치료방법, 여기에 생명학의 치

료방법 8가지와 한의학의 치료방법에 대해서 알아보았습니다.

다시 한 번 정리를 해보자면 암 뿐만이 아니라 모든 질병의 실상은 영양소 불균형에서 온 것입니다.

즉, 못 먹어서가 아니라 잘못된 식습관으로 인해 균형이 유지된 영양소가 들어오지 못해서 세포 생명력이 떨어지고 그러다보니 면역력이 약해지면서 이로 인해 병으로, 특히 암으로 발전된 것이 많습니다.

여기서 한 가지 더 알아야 할 것이 있습니다.

그것은 면역력이라는 것은 세포 생명력만으로 결정되는 것은 아닙니다.

한의학적 관점에서 보자면 세포 생명력도 면역력과 관련이 깊은 것은 사실입니다.

그렇지만 조금 더 깊은 관점에서 살펴보자면 면역력은 진양(眞陽)의 성쇠(盛衰)에 의해서 결정된다고 보면 됩니다.

진양이라는 것은 생명학(生命學)에서 말하는 생명력이 되는 것이며, 병을 치료하는 원동력이 됩니다.

또한 생명학에서 말한 8가지 요소가 결국 진양을 올리는 방법이 되는 것입니다.

그렇기 때문에 암과 질병의 치료만이 아니라 정신체(精神體)를 올려주는 진정한 요소는 진양이 되는 것입니다.

🔲 **정리** : 한의학적 암 치료 방법은 扶正去邪(부정거사)를 기본으로 하고 있으나, 眞陽(진양)을 올리지 않으면 소용이 없으며, 진양을 올리는 방법은 以毒治毒(이독치독)의 방법으로 약성이 강한 약재를 활용하여야하며, 결코 쉽지만은 않다. 이러한 방법이 결국 천연 항암제의 시대를 열 것이다.

또한 중요한 것은 마음의 변화가 같이 일어나서 암을 고칠 수 있다는 확신이 결국에 진양의 상승과 면역력의 상승을 일으킬 수 있다.

7. 정신체(정신세계)와 질병(암)과의 관계

원일 : 스승님, 정신체라는 것이 무엇입니까?

국통 : 정신체라는 것은 인간의 정신, 심리를 나타내는 것으로 체(體)를 붙인 것은 정신이라는 것이 그저 추상적인 개념이 아닌, 물리적 실체이고, 에너지이기 때문입니다.
이러한 개념이 없는 것이 현대의학의 맹점이기도 합니다.

원일 : 그렇다면 스승님, 정신체에 대해서 알고 싶습니다.

국통 : 정신체는 일종의 사람들에게 있는 정신세계와 비슷한 하나의 정신작용을 하는 공간을 말하는 것으로 정신체에서 정신작용이 나오는 것입니다.

원일 : 네, 좀 더 구체적으로 설명해 주십시오.

국통 : 구체적인 설명을 하기 전에 몇 가지 말을 해둘 것이 있습니다.

원일 : 네, 알겠습니다.

국통 : 현재까지 서양의학은 인간을 하나의 기계와 거의 같은 존재로 보면서 질병을 치료 하려고 하였습니다.

그래서 그 기계를 고치는 기술력은 날로 발달하였으며, 현재도 발전을 하고 있는 상황입니다.

덕분에 의학적 발달을 이룬 것은 절대 부정 할 수 없는 사실이고, 현대 의학덕분에 수많은 사람이 다시 생명을 얻고 있습니다.

눈부시게 발달하고 있는 의학이 있지만, 질병은 어떠합니까?

현재 5,500종이 넘는 질병이 있습니다.

그렇지만 이 많은 질병 중에 현대 의학이 정복한 질병은 정말 미미하기 그지 없습니다.

그렇다고 한의학이 그 수많은 질병을 정복했다는 의미는 아닙니다.

이렇게 현대의학이 수많은 질병을 해결 못하는 이유 중에 하나는 현대의학의 개념에서는 미병(未病) 즉, 병이 오기 전에 치료한다는 개념이 없기 때문입니다.

병이 오기 전 치료한다는 말은 쉽게 말해서 몸을 건강하게 유지해서 병이 오지 못하게 한다는 말입니다.

현대의학에서는 병이 온 다음에 치료를 합니다.

또한 새로운 병이 생기면 병이 생긴 그 다음에야 치료방법이 나오게 되며, 치료약이 나오게 됩니다.

그러다 보니 현대의학은 절대로 병을 앞서 나갈 수가 없습니다.

매번 병의 뒤를 쫓아가는 꼴이니 결과적으로 병을 이기기 쉽지 않은 것입니다.

그렇다고 한의학에서 미병(未病)치료를 잘하는 것도
아닙니다.

현재 많은 사람들이 한약이나 한의학에 대한 불신도
많고 믿음도 적어졌습니다.

그래서 점점 사람들과 한의학이 멀어지면서 미병을
하지 못하는 이유 중에 하나입니다.

또 하나는 한의학 자체가 원래 미병 중심 의학이었으
나, 한의사들 자체도 이에 대한 관심이 적어졌으며,
양진한치(洋診韓治) 즉 서양의학적 방법으로 진단하
고, 한의학적 방법으로 치료하는 이러한 방식으로 치
료를 하다 보니 더욱 미병에 신경쓰지 못한 것이 사실
입니다.

물론 일반사람들의 미병에 대한 무지도 큰 문제이긴
합니다.

사람들은 운동을 많이 하고 좋은 것을 먹으면 건강이
유지된다는 아주 단순한 생각을 갖고 있습니다.

물론 어느 정도 맞는 말이긴 합니다.

운동을 하는 것이 안하는 것보다 좋고, 좋은 음식을
먹는 것이 안 먹는 것 보다 좋은 것은 당연한 사실입
니다.

그렇지만 잘못된 운동이나 음식섭취 방법은 어느 면
에서 보자면 안하느니만 못한 경우도 생깁니다.

아무리 운동이 좋다고 하나, 체력이 바탕이 안 된 상
태로 운동을 하면 운동이 아니라 노동이 됩니다.

실제로 그 사람의 체력이라는 것이 그 사람의 기운에 바탕을 두고 있는데 이런 세세한 부분까지는 운동을 지도하는 사람들이 명확히 판단하기 힘듭니다.

그렇기에 모든 사람들을 적당한 분류로 거기에 맞게 운동을 시킵니다.

이러한 방법은 좋은 방법이라고 볼 수 없습니다.

실제로 부적절한 운동으로 인해 생명을 잃게 되는 경우를 제가 주위에서 심심치 않게 경험했습니다.

음식의 섭취 방법에서도 마찬가지입니다.

건강에 관심 있는 사람들은 체질별로 음식섭취를 하려고 합니다.

그렇지만, 그게 쉽지 않습니다.

제가 장담하지만 그렇게 먹을 수 있는 사람은 거의 없습니다.

실제로 체질별 음식섭취는 너무 어렵습니다.

예를 들어서 체질 의학적 개념에서 보자면 태음인은 배추를 먹으면 안 됩니다.

그렇다면 김치를 먹지 말라는 소린데 우리나라 사람이 김치 안먹고 살 수 있습니까?

또한 이런 체질별로 보자면 소음인만 쌀을 먹어야 한다는 결론인데 이것이 정말 사람을 위한 맞춤으로 보입니까?

질병치료에 있어서 사상의학은 정말 대단한 의학이라는 것은 의심의 여지가 없습니다.

하지만 한쪽 방향으로만 가는 것은 바람직하지 않다고 생각합니다.

물론 이런 식의 체질별 음식복용은 가능하지만, 그런 것에 신경 쓰면서 스트레스를 받을 바에는 그냥 자신이 먹고 싶은 것 위주로 먹는 것이 정말 건강식이라고 생각합니다.

한 가지 더 말하자면 건강보조식품들의 무분별한 섭취도 건강을 해칠 수 있는 것입니다.

지금 한창 유행하고 있는 오메가-3오일 관련 제품들도 좋은 것은 사실이지만, 잘 알고 먹어야합니다.

앞서 밝혔듯이 오메가-3라고 해서 무조건 다 좋은 것이 아닙니다.

오메가-3를 추출하는 생선 자체가 먹이사슬 최상위에 있는 생선들을 쓰기 때문에 중금속 오염이 많이 되어 있습니다.

하지만 미국, 캐나다, 호주 등에서 만들어지는 제품들은 이러한 중금속 오염에 대한 규제가 없어서 이런 제품을 장복할 경우 중금속 위험에 노출 안 된다고 보장할 수 없습니다.

그래서 유럽산 제품들이 북미나 호주 제품들보다 월등하게 고가인 이유입니다.

또한 이러한 오메가-3 등의 기름 제품들은 양기(陽氣)가 적고, 음기(陰氣)가 많은 사람들이 복용하면 오히려 몸을 더 무겁게 만들고 무기력하게 만들 수 있다는 것을 알아야 합니다.

홍삼의 경우에도 많은 사람들이 부작용 없는 좋은 제품이라고 알고 있습니다.
물론 좋은 건강보조제인 것은 부정할 수 없습니다.
그렇지만 홍삼이 부작용이 없고 누구나 다 먹을 수 있다는 것은 무척 위험한 발상입니다.
홍삼은 인삼을 가공한 것이라는 것은 대부분의 사람들이 알고 있을 것입니다.
그렇듯 아무리 쪄서 가공한 홍삼이라고 할지라도 인삼의 성질을 버리진 못합니다.
즉 인삼의 성질은 그대로 갖고 있다는 것입니다.
특히 요즘은 스트레스의 시대입니다.
아빠는 직장에서 스트레스, 엄마는 육아와 가정의 스트레스, 아이들은 학업 스트레스 등 수많은 스트레스를 받으면서 살고 있습니다.
이러한 상황에서 홍삼을 장복한다는 것은 스트레스를 더 주려고 노력한다는 의미로 밖에 볼 수 없습니다.
홍삼을 먹으면 기운이 올라갑니다.
그렇지만 장기복용하면 간열(肝熱), 즉 간의 열을 올려서 스트레스에 대한 저항력을 떨어뜨려 스트레스에 더 쉽게 노출되는 상황을 만들어 버립니다.
그래서 쉽게 짜증을 더 내고 쉽게 화를 내고 참을성을

잃게 되는 경우가 생깁니다.

또한 상열(上熱), 즉 열이 올라가서 밑으로 내려오지
못해서 오는 두통이나 고혈압, 이명, 충혈 등의 증상
을 나타낼 수 있습니다.

홍삼은 50대 이전 사람들이 장복을 하면 안 됩니다.
50대 이후라고 해도 그 음양기혈(陰陽氣血)의 조화를
잘 살펴서 선택적으로 복용해야 부작용을 예방할 수
있습니다.

또 요즘 많이 먹는 건강보조제들을 보면 이것도 그냥
넘어가기 힘든 경우가 많습니다.

종합비타민 제재를 보면 절대로 같이 먹어서는 안 될
것들이 함께 있는 경우가 너무 흔합니다.

예를 들어 아연제재의 경우 칼슘제재와 같이 복용하
면 안 됩니다.

또한 셀레늄의 경우 비타민과 같이 복용하면 안 된다
는 사실을 알아야 합니다.

이외에도 많이 있는데 종합 비타민 제재를 보면 다 같
이 묶여 있습니다.

결국 먹으나 마나한 것을 먹는 경우도 있으며, 오히려
해가 되는 경우도 있습니다.

그렇지만 이러한 것을 판매하는 사람들조차 같이 먹
어야 되는지 말아야 되는지를 모르고 있으니 잘 선택
해서 섭취한다는 것이 쉽지 않습니다.

또한 종합영양제 자체가 완결형 영양제로 만들어져서 판매되는 경우를 심심치 않게 보게 됩니다.

이런 영양제를 복용하게 되면 우리 몸은 스스로 할 일을 잊어버리게 되고 결국 내 몸에서 해야 하는 그 작용은 도태하게 됩니다.

그래서 종합영양제를 먹을 때는 비완결형으로 천연재료를 쓴 제품들을 먹어야 우리 몸에서 스스로 할 일들이 생겨서 문제가 없게 되는 것입니다.

또한 어떤 제품들은 이온화가 되어야만 흡수가 되고 비이온화제품들은 먹으나 마나한 것인데 이러한 것도 판매자나, 혹은 제조사도 모르는 경우가 많으니 정말 한탄스럽습니다.

결국 건강식품 하나를 복용하는 것도 전문가의 시선이 필요하거나 아니면 똑똑한 소비자가 되어야 한다는 것입니다.

원일 : 네, 스승님 잘 알겠습니다.

국통 : 정신체를 본격적으로 말하기 전에 한 가지 더 말해보도록 하겠습니다.
      성경에 있는 이야기 중에 노아의 방주 이야기를 들어봤을 것입니다.

원일 : 네, 잘 알고 있습니다.

국통 : 그 때 하나님이 물로써 세상을 심판하고, 다음에는 물로 심판하지 않겠다고 하셨습니다.
그렇다면 그 다음에는 어떤 것으로 심판을 할 것으로 생각됩니까?

원일 : 글쎄요, 잘 모르겠습니다.

국통 : 제가 생각할 때는 불로써 심판을 한다고 생각됩니다.
그리고 지금 불로써 심판을 하고 있다고 생각합니다.

원일 : 스승님, 무슨 이야기인지 이해가 잘 안됩니다.

국통 : 현재 삶에서 인류를 가장 괴롭히는 것이 무엇이라고 생각합니까?

원일 : 글쎄요? 가난이 괴롭힐까요? 아니면 전쟁이 괴롭힐까요? 잘 모르겠습니다.

국통 : 인류를 가장 힘들게 하는 것은 결국 질병입니다.
질병은 한 사람의 삶을 피폐하게 하고 결국 가족들까지 힘들게 합니다.
더 나아가서는 한 나라를 경제까지 병들게 하는 것이 질병입니다.

그 중에서 가장 심한 것은 암이라고 단언 할 수 있습니다.

암은 점차 발병률이 높아지고 있고 현재 사망률 1위에 있는 질병입니다.

그런데 재미있는 것이 암은 결국 불의 심판이라는 것입니다.

물론 지구 온난화도 어찌 보면 불의 심판이라고 볼 수 있지만, 실질적인 인간에게 직접적으로 바로 영향을 주는 것은 질병인데 그 중에서 암은 불의 심판으로 말미암은 것이라고 볼 수 있습니다.

왜 제가 이런 말을 하는지 이해가 됩니까?

원일 : 스승님, 잘 이해가 안됩니다.

국통 : 앞에서도 많이 이야기했는데 아직도 이해를 잘 못하는 것 같으니 안타깝습니다.

원일 : 죄송합니다. 스승님, 한 번 더 가르침을 주십시오.

국통 : 제가 왜 불의 심판이라고 말하느냐 하면 암이란 병의 원인은 결국에는 스트레스입니다.

즉 마음의 독입니다.

한의학적인 개념에서 본다고 하면 스트레스는 간열(肝熱)도 있지만 결국에는 심화(心火)로 작용하게 되는데 심화는 우리 몸에서 나는 열(熱) 중에서 가장 무서운 열이고 가장 강력한 열입니다.

이러한 강력한 열은 결국 세포내 DNA손상을 일으키게 되고 결국 마음의 독으로 DNA손상이 오게 되고 이 DNA가 손상 돌연변이 세포를 만들어내어 암 세포로 발전하게 하는 것입니다.

그리고 불의 심판을 말하는 이유 중 가장 중요한 것이 있습니다.

원일 : 스승님, 무엇을 말씀하시는 겁니까?

국통 : 인류가 질병을 얻게 되는 가장 큰 이유 중에 하나는 효소가 충분히 없어서입니다.

만일 앞에서 말한 8가지 중에서 한 가지만 선택해서 환자를 치료하라고 한다면 저는 주저 없이 효소를 뽑을 것입니다.

그만큼 효소는 인간 생명과 질병에 지대한 영향을 주는 것입니다.

그런데 우리 인간이 효소에서 멀어지게 된 이유가 바로 불, 즉 화식(火食)을 하면서부터입니다.

화식을 하면 음식물 내에 있는 효소는 모조리 죽기 때문입니다.

이것이 바로 불로써 사람이 심판을 받는다는 가장 중요한 이유입니다.

원일 : 네, 무슨 말씀인지 잘 알겠습니다.

국통 : 이제 본격적으로 정신체에 대해서 말해보도록 하겠습니다.

원일 : 네, 알겠습니다.

국통 : 몇 년 전에 우리나라에서 발매된 ≪시크릿≫이라는 책이 있었습니다. 알고 있습니까?

원일 : 네, 잘 알고 있습니다. 인기가 꽤 많아서 상당히 많은 사람들이 읽은 것으로 알고 있습니다. 저 또한 읽어보았습니다.

국통 : 그렇군요. 그래 읽어서 책 내용대로 실천을 해보았습니까?

원일 : 사실 책 내용과 같이 생각을 바꾸고 실천을 하려고 했지만 쉽게 되지 않았습니다.
그리고 생각을 아무리 성공에 집중을 해도 잘 되지 않았던 것 같습니다.

국통 : 그래요. 아마도 그랬을 것입니다.

사실 《시크릿》을 읽은 대부분의 사람들이 책 내용을 읽고 감명을 받아 그대로 실천 하려고 노력을 많이 했습니다.
실제 생각만으로 자신의 인생이 성공한 인생이 되고 부를 얻게 된다면 어느 누가 그대로 하지 않으려고 하겠습니까?

원일 : 네, 맞습니다.

국통 : 그렇지만 대부분의 사람들은 《시크릿》의 성공을 보지 못했습니다. 왜일까요?

원일 : 잘 모르겠습니다. 스승님, 무엇이 그런 성공을 보지 못하게 한 것입니까?

국통 : 대부분의 사람들이 그렇게 못한 첫 번째는 믿음이고, 두 번째는 공포입니다.

원일 : 스승님, 구체적으로 알려주십시오.

국통 : 네, 그렇게 하죠.
대부분의 사람들은 모두 성공을 바라고 있습니다.
또한 건강한 삶을 원합니다.
그렇지만 세상 사람들 중에 일부만이 성공하고, 또한

평생 건강하게 산다는 것은 정말 힘듭니다.

그렇게 되는 이유는 앞서 밝힌 바와 같이 여러 가지 이유가 있겠지만, 그중에서 가장 중요한 것이 믿음의 부재와 마음속 깊은 공포입니다.

사람들은 구체적인 자기 성공이나 자기 건강을 머리에 담아두고 있지 않습니다.

막연한 바람만 있습니다. 그런 막연한 바람은 허상에 지나지 않습니다.

중요한 것은 막연한 바람이 아닌 구체적 구상입니다. 예를 들어 자신이 성공하거나 건강하고 싶으면, 자신이 어떻게 성공하고 어떠한 노력을 해야 할지를 머리에 심어둬야 합니다.

또한 건강도 마찬가지 입니다. 구체적인 생각과 구상 없이는 아무것도 실현되지 않습니다.

이제 지금까지 우리가 나눈 대화는 암에 관련된 대화였으므로, 부와 성공에 관한 이야기는 잠시 접고 질병과 싸워 이기는 것, 건강에 관한 것 위주로 말하도록 하겠습니다.

원일 : 네, 잘 알겠습니다. 계속 이야기해주십시오

국통 : 잘 알고 있는 사실이겠지만, 암은 분명 정신체의 문제 즉, 심리적 문제로 발단 된다는 것을 알아야합니다. 사실 암의 원인으로 수없이 많은 것을 이야기합니다.

예를 들어 면역부족, 바이러스설, 유전자설, 기생충설, 발암물질설 등 많은 이론에 대해 말하고 있습니다. 그러나 정확한 실체는 아직 밝혀지지 않았습니다.

사실 암은 어느 한 가지 원인으로만 나타나기 힘듭니다. 그렇지만 분명한 것은 암의 주 원인은 심리독(心理毒), 즉 마음에서 나온다는 것을 알아야 합니다.

또한 결과적으로 치료의 방식도 이러한 마음을 움직이는 치료가 되어야 제대로 된 치료가 되었다고 할 수 있습니다.

한 가지만 이야기하자면 강한 스트레스 혹은 지속적인 심리적 불안감은 면역저하를 가져온다는 것이 이미 과학적으로 밝혀져 있습니다.

암 환자들과 많은 대화를 해보면 알겠지만, 이들의 심리적 불안감은 이루 말 할 수가 없습니다. 하루에도 몇 번의 심리적 부침(浮沈)이 나타나게 됩니다.

그렇기 때문에 정신체(精神體 - 일종의 사람의 심리 상태를 주관하는 곳 - 해부학적으로 뇌를 말하는 것은 아님)를 다루지 못하고 암 환자를 치료한다는 것은 어불성설입니다.

우리가 암과 싸워서 제일 힘든 부분이기도 한 것이 바로 이것입니다.

암 환자들은 분명 죽음에 대한 공포가 있으며, 다시 건강을 찾지 못할 것이라는 마음속 깊은 두려움이 있습니다.

그렇지만 우리가 이러한 정신체의 문제를 잘 다루고, 스스로 이겨 나갈 심리적 안정감을 찾을 수 있게 도와준다면, 반드시 좋은 결과를 볼 수 있습니다.

앞서 말한 바와 같이 암 환자들의 대부분은 자신이 건강한 삶을 다시 살 것이라는 확신이 적으며, 죽음에 대한 공포가 많습니다.

그렇기 때문에 손상된 면역력은 더욱 회복되기 힘들게 됩니다.

우선 암 환자들은 심리적 평안을 갖기 위해 부단히 노력해야합니다.

혹자들은 이렇게 말합니다.

지금 현재 상황이 좋지 않은데 어떻게 그런 마음을 가질 수 있냐고?

맞는 말일지 모릅니다. 그러나 현재 상황은 현재 상황일 뿐입니다.

앞으로 어떻게 될지는 단 한사람 본인만이 알고 있습니다.

무슨 말이냐 하면, 앞서 밝히는 바와 같이 정신체는 모든 것을 아우를 수 있습니다.

자신이 자신의 몸에서 일어난 일들을 스스로 마음속에서 지워버릴 수 있고, 이겨나갈 수 있다는 마음이 있다면 당장이라도 암 세포는 소멸시킬 수 있습니다.

원일 : 스승님 말씀을 이해하지 못하는 것은 아닙니다. 그렇

지만 현실적으로 어떻게 그런 마음을 가질 수가 있습니까?

국통 : 앞서 밝힌 바와 그러한 마음을 갖는다는 것이 쉽지 않습니다. 말처럼 쉽게 된다면, 많은 사람들이 암으로 고통받지 않을 것입니다.

그렇기 때문에 그러한 즉 자신의 마음을 조절할 정도의 정신체를 만들기 위한 노력이 필요합니다.

이번에는 어떻게 하면 정신체를 조절 할 수 있는지에 대해서 알려주겠습니다.

첫째, 호흡을 잘 해야 합니다.

호흡은 기의 흐름을 조절하고, 심리적 안정감을 가져다 줍니다.

여기서 말하는 호흡은 우리가 흔히 말하는 단전호흡을 하는 것이 아니라 배꼽으로 하는 호흡으로 천천히 해야 합니다.

방법은 어렵지 않습니다. 숨을 쉴 때 배꼽이 들락날락하는 느낌으로 하는 것입니다.

처음에는 아침에 잠자리에서 일어나기 전 눈을 감은 채로 약 10분 정도 천천히 해보는 겁니다.

그리고 자기 전 잠자리에 누워서 잠들기까지 배꼽호흡을 하는 겁니다.

이런 식으로 하다 보면 몸에 익어서 언제든지 이러한 호흡법이 가능합니다.

이러한 호흡법이 몸에 익으면 분명 심리적으로 평온
한 상태를 유지 할 수 있습니다.
다만 처음에 쉽지 않기에 어느 정도의 노력은 분명히
필요합니다.
또한 이러한 배꼽 호흡은 몸속 산소포화도를 높여줘
서 오장육부의 기능에도 도움을 줍니다.

원일 : 네, 알겠습니다.

국통 : 두 번째는 생각 지우기를 해야 합니다.
우리는 눈을 뜨고 잠들 때까지, 또한 잠을 자면서 단
한순간도 생각이라는 굴레에서 벗어나지를 못합니다.
실제 사람들의 머릿속에서 생각이 없어지는 순간은
잠에서 깨어나는 단 몇 초에 지나지 않습니다.
우리는 이러한 생각의 틀에서 벗어나지 못하고 그 틀
속에 갇혀서 살게 됩니다.
그러니 번뇌와 고통의 나날을 보내게 됩니다.
만일 우리가 생각의 틀에서 벗어나게 된다면, 그보다
더 평안한 상태를 유지할 수가 없습니다.
그만큼 생각을 버리는 것은 중요합니다.

원일 : 네, 알겠습니다. 스승님, 그렇지만 생각을 버린다는 것
이 쉽지 않을 것 같습니다.

국통 : 물론 쉽지 않습니다.

　　　훈련하지 않으면 깨어있는 동안 단 1초도 생각을 지울 수 없습니다.

　　　그렇지만 조금씩 차근차근 해 나간다면 누구나 가능합니다.

　　　한 가지 조심할 것은 잡생각을 지우기 위해 하나에 집중하는 훈련을 하는 경우도 있습니다.

　　　그렇지만 이러한 방식의 훈련은 나중에 그 집중한 것을 버리지 못해서 하나마나한 훈련이 됩니다.

　　　편안한 마음으로 앉아서 배꼽호흡을 하고 머릿속 생각을 하나하나 지우는 방식으로 접근하다보면 어느 순간 생각을 지워나갈 수 있습니다.

　　　앉아있기 힘들면 누워서 하는 것도 괜찮습니다.

원일 : 네, 잘 알겠습니다.

국통 : 세 번째, 믿음을 가져야 합니다.

　　　우리는 완벽한 존재라는 것을 잊지 말아야합니다.

　　　사람은 완벽한 존재로 있었지만, 어느 순간부터 그러한 존재라는 것을 망각하고 지내왔습니다.

　　　그렇기 때문에 완벽하지 못한 존재로 인식해왔습니다. 그렇지만 분명한 것은 우리는 내 마음 속에서 완벽하지 못한 존재일 뿐 실상은 그렇지 않다는 것을 알아야합니다.

우리가 이러한 믿음이 있다면, 반드시 암뿐만 아니라 모든 질병으로부터 해방 될 수 있습니다.

우리의 그러한 마음의 에너지가 충만하다면, 바른 마음을 먹는 것만으로도 암을 물리칠 수 있습니다.

원일 : 스승님, 조금 더 구체적으로 설명해 주십시오.

국통 : 예를 하나만 들어보겠습니다.

자신이 위암이라고 했을 때 자신의 마음속의 충만한 믿음으로 암 세포를 제거한다면 분명 위에 있는 암 세포를 제거하는 것이 가능하다는 것입니다.

우리가 충만한 기쁨과 즐거움을 느낄 때 우리의 뇌에서는 엄청난 양의 뇌 호르몬들이 나오게 됩니다.

이러한 뇌 호르몬들은 상상할 수 없는 치유의 능력이 있음을 알아야 합니다.

기쁨의 마음에서 나오는 호르몬들은 어떤 진통제보다 효과가 좋습니다.

또한 암 세포 파괴 능력도 뛰어납니다.

그러니 어찌 암 세포를 이길 수 없겠습니까?

원일 : 네, 스승님. 말씀을 듣고 나니 충분히 그럴 수 있을 거 같습니다.

국통 : 우리가 자신에 대한 믿음 즉, 우리는 완벽한 존재이며,

몸도 언제나 건강한 상태이고, 우리 스스로의 치유능력이 있음을 잊지 말아야 합니다.

그렇게 된다면 약이 없이도 치료가 가능합니다.

우리가 약을 쓰고 치료하는 것은 어찌보면 정신체를 일깨워주는 수단으로 볼 수도 있습니다.

제가 이렇게 말하면 전혀 과학적이지도 않은 허무맹랑한 소리라고 생각하는 사람들도 많이 있을 것이라고 봅니다.

그렇지만 분명한 것은 눈에 보이는 것만이 전부가 아니라는 것입니다.

자신이 보지 못한 것은 존재하지 않는다고 생각한다면 이것은 정말 어리석은 생각입니다.

보이는 것보다 보이지 않은 것에서 중요한 것이 더 많음이 있음을 알아야합니다.

원일 : 스승님, 스승님의 말씀이 모두 다 이해가 되지는 않지만 그래도 어렴풋이 이해할 수 있을 것 같습니다.

국통 : 처음부터 지금 이야기한 부분들을 이해하고 실천할 수 있는 사람은 그리 많지 않습니다.

그리고 이러한 이야기들은 조금 더 심도 있게 들어가서 이야기를 나눠야 하지겠지만, 우선 이 정도로 이해를 하는 것이 지금은 좋을 것입니다.

모두 다 이해가 되지 못할망정 중요한 것은 분명 암

환자의 치료에 있어서 멘탈(mantal- 정신적인)은 분명 가장 중요한 사항이라는 것입니다.

앞서 밝힌 바와 같이 아무리 좋은 치료를 하고 좋은 약을 먹는다고 하더라도 두려움과 공포, 불신은 절대로 암을 치료할 수 없습니다.

실제로 원일도 앞으로 더 많은 암 환자들을 치료해보면 알겠지만, 암 환자들의 마음을 어떻게 바르게 잡아주느냐가 암 치료에 있어서 50% 이상 좌우한다는 것을 알아야합니다.

이러한 마음을 조절하는 방식으로 병을 치료하는 예는 수없이 많지만 서양 의학적 방식으로 데이터화 시킬 수 없기 때문에 비과학적이라고 매도될 뿐 실제로는 암에 관련한 것만이 아닌 여러 질환에서 그 효과를 알 수 있습니다.

환자들이 이러한 믿음과 마음의 평온을 찾을 수 있다면 내 마음 깊은 곳의 공포는 자연스럽게 없질 것입니다. 공포는 없애려고 하는 것이 아니라 마음 기쁨을 채워서 스스로 나가게끔 만드는 것입니다.

원일은 이러한 사실을 설대로 잊어서는 안됩니다.

원일 : 네, 스승님 잘 알겠습니다.

국통 : 끝으로 암이 주는 행복이라는 반어적 표현을 잘 이해

를 해야 합니다.

암이란 질병은 우리가 살면서 절대로 걸리지 않는 것이 좋습니다.

그렇지만, 반대로 암에 걸렸다고 하는 것은 다시 우리의 삶을 되돌아보도록 해주는 좋은 의미로 생각해야 합니다.

다시 말해서 암이 우리 몸에 생겼다는 것은 그동안의 잘못된 삶이나 잘못된 생각, 잘못된 지식 등을 다시한 번 살펴서 고쳐나가는 하나의 계기가 마련되는 것입니다.

이런 극단적인 상황이 되지 못한다면 우리는 우리 삶을 다시 한 번 뒤돌아보는 계기를 마련하지 못할 것입니다.

비록 신체적으로 정신적으로 쉬운 상황은 아니지만이런 극단적 상황에서야 깊이 있는 성찰이 가능한 것입니다.

이러한 성찰을 통해야만 삶의 진정한 의미를 찾게 될것이고, 점차 발전적인 삶을 꾸려나가게 될 것입니다.결국 새롭게 태어나는 계기가 되는 것입니다.

그렇기 때문에 암은 우리에게 불행으로 다가오는 것이 아니라 기쁨으로 다가올 수 있는 것입니다.

진정한 마음의 정화가 일어나야 생명원천의 힘이며,암을 이겨내는 세포 생명력의 근원이 되는 眞陽(진양)이 넘쳐 나오게 되어 있다는 것을 잊어서는 안됩니다.
절대로 암은 이겨 낼 수 있는 질환이지 못이겨 내는
질환이 아니라는 것을 잊어서는 안됩니다.

원일 : 네, 스승님. 명심하겠습니다.

국통 : 마지막으로 한방으로 암 치료 방법에 대한 정리를 해
주겠습니다.

첫 번째, 부정거사(扶正去邪)를 해야 합니다.
이 말은 잘 알겠지만, 다시 설명하자면 정기(좋은 기
운 - 면역력 등의 몸의 방어체계)를 올려서 사기(나쁜
기운 - 바이러스, 세균 등을 의미함)를 내 쫓는다는
의미입니다.
사기만을 몰아내려고 한다면 사기는 스스로 나가지
않을 것입니다.
그러나 정기를 올려주게 되면 자연스럽게 사기를 몰
아낼 수 있게 됩니다.

두 번째, 활혈화어(活血和瘀) 해야 합니다.
혈, 즉 혈액이 어떤 이유에서 정체가 되면 그것은 어
혈이 됩니다.
어혈은 덩어리를 말하는 것이고 암은 일종의 어혈입
니다.

그러니 혈행(血行)을 좋게 하는 것은 매우 중요하다고 보겠습니다.

혈행이 좋아진다면 당연히 어혈도 사라질 것입니다. 그러나 혈액순환은 혈 단독으로 힘들고 기(氣)의 도움을 받아야만 순조로운 순환이 이루어 지게 됩니다. 결과적으로 통기통혈(通氣通血)이 이루어져야만 암 치료에 도움이 됩니다.

세 번째, 청열해독(淸熱解毒) 해야 합니다.

암은 독기(毒氣)입니다. 그 독기는 경우에 따라서는 몸에 병적인 열을 일으키게 합니다.

그래서 허열(虛熱)이나 번열(煩熱)의 경우 청열(열을 내려줌)을 시켜야 하며, 해독의 작용이 이루어져야 암 세포를 제어할 수 있게 됩니다.

네 번째, 연견산결(軟堅散結) 해야 합니다.

암 세포는 견고하게 뭉쳐져 있는 것입니다.

한의학적으로 담(痰)이라고도 표현합니다.

이렇게 뭉쳐져 있는 것을 깨야만 하는 것입니다.

그래서 견고한 것은 연하게 만들고 뭉쳐있는 것은 흩어버리는 치료 방법을 써야만 합니다.

이것이 연견산결입니다.

다섯 번째, 이독치독(以毒治毒) 해야 합니다.

가장 중요한 치료방법 중에 하나입니다.

암은 몸의 독작용입니다. 그것도 매우 강력한 독의 작용입니다.

웬만한 약으로는 그 독작용을 없애기 힘듭니다.

그렇기 때문에 이열치열과 같은 방법을 사용해야만 합니다.

강한 적에게는 강한 힘이 필요한 것처럼 강력한 질환에는 그에 맞게 강력한 약이 필요합니다.

항암제가 매우 강력한 작용을 하는 것처럼, 그러나 한방 천연 항암약들은 강력하지만, 후유증을 남기지 않음을 알아야합니다.

이상과 같이 한방 암 치료의 대강을 마지막으로 정리해 주었습니다.

이와 같은 5가지 암 치료 대강을 바탕으로 만들어낸 천연 항암제인 칠묘단을 활용하여 암 치료에 임한다면 반드시 좋은 결과를 볼 수 있을 것입니다.

또한 정신적인 안정감을 유지시켜 준다면 암 치료의 효과를 더욱 배가시키는 효과를 얻을 것입니다.

그러니 원일은 절대로 이것을 잊어서는 안됩니다.

원일 : 네, 스승님. 스승님의 고귀한 가르침을 잊지 않도록 하겠습니다.

□□ **정리** : 정신체는 실체하는 것으로 암의 실체는 결국 마음의 응어리이며, 정신의 질병이라는 것을 알아야 한다.

암을 치료하는 중요 요소 중 하나는 마음의 응어리를 어떻게 풀 것이며, 얼마나 굳건한 마음가짐으로 암과 싸워나가느냐이다.

끝으로 부정거사(扶正去邪), 활혈화어(活血和瘀), 청열해독(淸熱解毒), 연견산결(軟堅散結), 이독치독(以毒治毒)의 한방치료 대강에 대해 알아보았다.

[맺으며]

　모든 사람들에게서 죽음은 슬프고도 안타까운 일입니다.
　특히 암 환자들의 경우는 더욱 그러하다 하겠습니다.
　어린 아이들을 두고 삶을 접어야하는 아빠, 엄마
　늙은 부모를 두고 먼저 이 세상과 작별해야하는 자식들
　그동안 겪은 여러 암 환자들의 사연들 중에 어느 하나 안타깝지
않은 경우가 없습니다.

　특히 양방에서 더 이상 치료가 불가능 하다는 판정을 받고 오는
환자의 경우에는 더욱 안타까울 수 밖에 없습니다.

　벌써 한의학을 접 한지는 20여년이 넘어가고 있습니다. 선대로
부터 치자면 수 십년을 접하면서 지내왔지만, 암과 같이 많은 사람
들을 괴롭히면서 치료방법을 쉽게 찾지 못하는 질병도 없습니다.
　그래서 그동안의 여러 경험과 지식을 바탕으로 건강을 지키면
서 암도 예방하고, 또한 더 나아가서 암을 근본적으로 치료 할 수
있는 방법들 연구를 해왔습니다.
　그 결과 암으로부터 고통을 받는 분들에게 조금이나마 보탬이
되길 바라며, 한편으로 암 정복에 조금 더 다가가길 바라며 이 책
을 집필하게 되었습니다.

이 책이 중국에서 참생명학을 알리기 위해서 고군분투하는 중의사 윤부연, 윤용기 선생에게 조금이나마 보탬이 되었으면 좋겠습니다.

또한 그 동안 책을 내는데 격려와 조언을 아끼지 않으신 분들에게 고마움을 표 합니다.

특히 학부와 대학원 지도교수였으며, 이 책이 나오기까지 여러 조언을 해주신 임진석 선생님과 한의학의 새로운 눈을 뜨게 해주시고, 책이 나오기까지 지대한 관심과 도움을 주신 어울 윤성희 선생님께 깊은 감사함을 표 합니다.

끝으로 비록 작은 모임이지만 큰 물결을 일으킬 참생명학회 회원들 모두에게 감사합니다.

참 고 및 인용서적

▌단 행 본

1. 대역 동의보감 - 법인문화사
2. 신씨본초학 - 수문사
3. 비타민D 혁명 - 비타북스
4. 난치병과 암을 치유하는 기적의 영양치료법 - 한언
5. 자연이 준 기적의 물 식초 - 웅진윙스
6. 세포를 살리는 천연산물 - 상상나무
7. 암환자를 구하는 제4의 치료 - 자연과 생명
8. 물, 치료의 핵심이다. - 물병자리
9. 건강혁명 셀레늄 - 산다슬
10. 효소가 생명을 좌우한다. - 배문사
11. 생리화학으로 본 식과 의 - 광일문화사

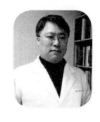

이승환 한의사

이승환 원장은 경원대학교 한의과 대학을 졸업하고 이후 원전의사학교실 석사과정을 졸업하고 이후 박사과정은 본초학교실에서 수료하였다.

보건당한의원에서 한의사로써 시작하였으며, 여기서 약제에 관한 연구를 많이 하게 된다. 특히 약제의 법제(약성의 조절이나 치료효과를 높이기 위해 약을 가공하는 방법)에 대해서 공부를 하게 된다. 이후 난치병에 관심을 기울여 한약을 통한 난치병 연구를 하게 된다.

현재는 강남에 위치한 내편한 한의원에서 한의사의 업을 하고 있으며, 난치병을 연구하고 공부하는 한의사들의 모임인 참생명학회 회장으로 활동하고 있다.

공동 저자 박치완 원장은
오랜세월 한방 면역 암치료를 연구해온 한의사로 현재 참생명학회 상임고문으로 있다.

내편한 한의원
서울시 강남구 신사동 585-8 신사프라자 202호
Te. 02)582-1075 www.new-brain.co.kr

암과 싸워 이기는 지혜

인쇄일	2022년 3월 21일
발행일	2022년 3월 23일
저 자	이승환 · 박치완
발행처	도서출판 청연
신고번호	제2001-000003호
주 소	서울시 금천구 독산동 967번지 2층
전 화	(02) 866-9410
팩 스	(02) 855-9411
이메일	chungyoun@naver.com